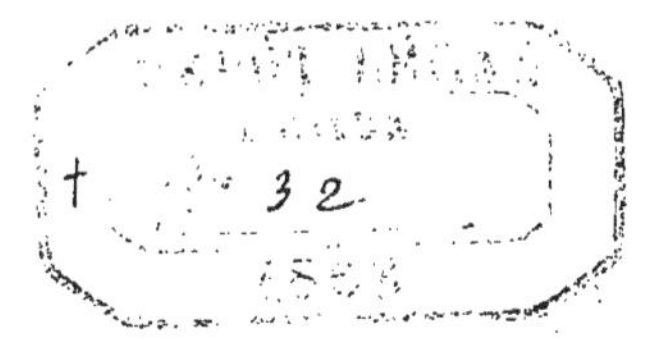

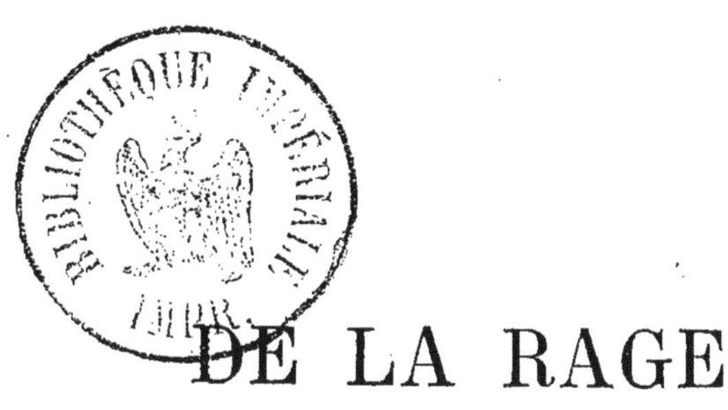

DE LA RAGE

CHEZ L'HOMME ET CHEZ LES ANIMAUX.

DE LA RAGE

CHEZ L'HOMME ET CHEZ LES ANIMAUX,

MÉMOIRE COURONNÉ PAR LA SOCIÉTÉ DE MÉDECINE DE BESANÇON

(MÉDAILLE D'ARGENT, CONCOURS 1867),

PAR

M. MATTON,

DOCTEUR EN MÉDECINE A BOUZONVILLE (MOSELLE),

ANCIEN AIDE DE BOTANIQUE A LA FACULTÉ DE MÉDECINE DE STRASBOURG

(CONCOURS 1860),

MEMBRE CORRESPONDANT DE LA SOCIÉTÉ DE MÉDECINE DE BESANÇON.

> « Entre l'homme qui dit oui et la nature
> » qui dit non, c'est la nature qu'il faut
> » croire »
>
> D'AGUESSEAU.

BESANÇON,

IMPRIMERIE ET LITHOGRAPHIE DE J. JACQUIN,

Grande-Rue, 14, à la Vieille-Intendance

—

1868.

DE LA RAGE

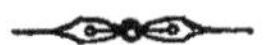

Avant-propos. Notre but n'est pas de faire une monographie complète de la rage ; nous voulons seulement attirer l'attention du médecin observateur sur les parties les plus obscures de l'histoire de cette maladie, en exprimant notre opinion sur la marche à suivre pour élucider cette question.

Nous espérons convaincre le lecteur attentif (si lecteur il y a), que le peu d'accord qui existe dans l'histoire de cette maladie, résulte moins de l'obscurité du sujet que de l'esprit dans lequel on persiste à le considérer. Lorsque les faits parlent, il faut laisser à chacun sa cause respective, sans recourir au pyrrhonisme.

Définition. Synonymie. Division. Une définition complète de la rage étant difficile à donner, à cause de la diversité des opinions qui règnent sur cette maladie, nous ne la définirons que par ces mots : « maladie convulsive et contagieuse. »

Appelée *rabies* par les Latins, et λυσσα par les Grecs, la rage a encore reçu une foule d'autres noms, entre autres celui de *cynolysson*, qui rappelle son origine, et celui de *toxicose rabique*. Girard, de Lyon, qui en faisait une variété du tétanos, la nommait *tétanos rabien*. Quand on veut désigner la rage par le mot *hydrophobie*, il faut lui joindre l'épithète de *rabique*, et dire hydrophobie rabique, parce que ce mot *hydrophobie*, qui signifie horreur de l'eau, est le nom donné à l'un des symptômes de la rage, ce qui pourrait donner de la confusion.

Par les mots *rage* ou *hydrophobie*, on désigne dans la pathologie humaine, trois états différents sous plus d'un rapport et qui sont :

1° La rage communiquée, ou hydrophobie rabique.

2° La rage symptomatique, ou hydrophobie symptomatique.

3° La rage essentielle spontanée, ou hydrophobie essentielle spontanée.

Par ces mêmes expressions, on désigne dans les espèces animales, deux états pathologiques correspondants, savoir :

1° La rage spontanée des animaux, ou hydrophobie rabique spontanée.

2° La rage communiquée des animaux, ou hydrophobie rabique communiquée.

C'est l'étude de ces états morbides de l'homme et des animaux, au point de vue du diagnostic, qui fera l'objet de ce travail.

Origine de la rage. La rage des animaux, spontanée

ou communiquée, a été connue et observée longtemps avant la rage humaine, car Homère, Xénophon, Polybe, qui parlent de cette maladie chez les animaux, ne font même pas mention de la rage humaine. Aristote dit, dans son *Histoire naturelle,* que tous les animaux peuvent contracter la rage par la morsure, excepté l'homme. Il faut descendre jusqu'à l'époque de Celse pour trouver quelques notions sur la rage humaine.

Si la rage humaine ne se manifestait pas à ces époques reculées, nous devons en trouver la raison dans des conditions d'existence différentes de celles qu'a données la civilisation moderne aux animaux qui nous communiquent cette maladie.

La contagiosité de la rage a été mise hors de doute par sa transmission successive dans diverses espèces animales, comme nous allons le voir.

1° *Sa transmission d'un animal carnivore à un autre carnivore et d'un carnivore à l'homme.* Breschet et Magendie l'ont fait passer successivement par trois et quatre individus de l'espèce canine, et ils ont remarqué qu'elle ne se déclarait plus ou que très difficilement lorsqu'elle avait passé par trois individus, ce qui prouve déjà que son principe s'affaiblit par des transmissions successives, à la manière de tous les principes contagieux, et qu'on doit lui concéder une *qualité* et par suite une *intensité de force* susceptible de varier à l'infini. Ce principe perd de sa force en passant par le corps de l'homme, car on ne cite dans les auteurs qu'un exemple de transmission de la rage de l'homme au chien, et

cet exemple n'est pas probant. Ce chien, auquel Breschet
et Magendie inoculèrent, en 1813, la bave d'un homme
qui mourait de la rage à l'Hôtel-Dieu de Paris, et qui
fut pris de la rage trente-huit jours après, ce chien, disons-nous, peut avoir été atteint de la rage spontanée,
comme le pensent Bérard et Denonvillier, qui se serait
déclarée après la durée habituelle de l'incubation, ce qui
ne serait qu'une coïncidence. En effet, toutes les tentatives faites dans le même but, après Breschet et Magendie, tant en France qu'en Angleterre, ont toujours
échoué. Giraud, chirurgien de l'Hôtel-Dieu de Paris,
Girard, de Lyon, Paroisse et Bézard, n'ont jamais réussi
à transmettre la rage au chien par l'inoculation de la
bave d'hommes atteints de la rage. M. Leroy d'Etioles
n'a pas eu plus de succès.

On a donc essayé en vain d'inoculer aux animaux carnivores la rage humaine, que ces derniers nous transmettent tous les jours par leurs morsures ; mais on n'a
pas essayé, que je sache, de l'inoculer à d'autres espèces
animales. C'est là une lacune regrettable, car un principe morbide qui a perdu de sa force, peut encore
être contagieux pour les animaux moins élevés dans
l'échelle zoologique que ceux desquels provient ce
principe.

2° *Sa transmission d'un carnivore à un herbivore, et
réciproquement*. Les exemples de transmission de la rage
aux herbivores, par morsures de chiens, s'observent
fréquemment ; et, par les inoculations artificielles, on
transmet la rage du chien aux herbivores avec une très

grande facilité, comme le prouvent les nombreuses expériences de Breschet.

Voyons si la rage communiquée des herbivores peut passer de nouveau aux carnivores, par le moyen de l'inoculation.

Dans le cours de ses expériences, Breschet recueillit de la salive dans la bouche d'un âne de forte taille atteint de la rage, et l'introduisit sous la peau de plusieurs chiens. Ces derniers présentèrent tous les symptômes rabiques au bout de vingt-cinq à quarante jours. Cette expérience, ajoute-t-il, faite sur plusieurs chiens et avec les mêmes résultats, ne paraît pas laisser de doute sur la transmissibilité de la rage des herbivores aux carnivores, d'autant plus que ces mêmes chiens servirent à transmettre la rage à d'autres chiens.

Renault et Barthélemy sont parvenus, disent-ils, quoique très difficilement, à faire passer la rage des herbivores aux carnivores.

Rochoux, sans citer aucun fait, admet cette transmissibilité comme naturelle, tandis que tout observateur sérieux doit la regarder comme très douteuse. En effet, nous allons voir que des expérimentateurs habiles n'ont pas réussi dans ces tentatives de transmission.

Expériences de M. Rey, à l'école vétérinaire de Lyon (1841). — 1re *série. a)* Un bélier de race commune, qu'il fit mordre par un chien enragé, fut atteint de la rage quatorze jours après, et succomba le troisième jour de la maladie.

b) Il prit de la salive de ce dernier, deux jours avant

sa mort, et l'inocula à deux autres béliers et à deux chiens. Les lèvres de l'un furent à plusieurs reprises frottées contre celles du malade ; pour le second bélier et les deux chiens, il ne se borna pas à de simples piqûres sous l'épiderme comme dans les inoculations ordinaires : trois fois sur le nez et trois fois dans la substance de la lèvre supérieure, à la profondeur de quelques millimètres, la lancette fut implantée, chargée de la salive prise sur l'animal enragé.

Le premier, qui avait subi le simple frottement, n'offrit par la suite aucun signe de rage. Les deux chiens inoculés par piqûres au nez et à la lèvre n'eurent pas la rage, et le second bélier inoculé de la même manière en fut atteint trente-huit jours après, et mourut le quatrième jour.

2e série. M. Rey fit mordre par un chien atteint de la rage spontanée, un mouton âgé de quinze mois (nᵒ 1). Les morsures furent faites au nez et à la lèvre supérieure.

a) Quinze jours après, le 4 janvier 1842, la rage éclate chez cet animal, qui meurt le troisième jour après l'invasion.

b) La veille de la mort du nᵒ 1, le 5 janvier 1842, sa bave fut inoculée sur la face interne de la lèvre supérieure et sur le nez d'un second mouton (nᵒ 2). Trois chiens furent aussi inoculés de la même manière, et aucun d'eux ne montra plus tard aucun signe de rage. Vingt-deux jours après, le 27 janvier, le nᵒ 2 fut pris de la rage et périt le quatrième jour.

c) Le jour de la mort de ce dernier, le 30 janvier, avant qu'il rendît le dernier soupir, sa salive fut inoculée, toujours au pourtour de la bouche, à deux autres moutons âgés de quinze mois, les n°s 3 et 3 *bis*.

La rage éclata vingt-trois jours après chez le premier, et après trente-six jours d'incubation chez le second.

Ainsi le sujet n° 3 fut atteint plus rapidement et succomba le 24 février, après deux jours de souffrances. Le sujet n° 3 *bis*, qui devint enragé trente-six jours après l'inoculation, mourut dans la nuit du 9 au 10 mars, après une agonie de trois jours.

d) Le 8 mars 1842, eut lieu l'inoculation de la salive du n° 3 *bis* sur les lèvres d'un quatrième mouton âgé de deux ans, n° 4. Un chien barbet de cinq ans fut soumis à la même épreuve, sans que la santé de celui-ci fût compromise.

Trente-huit jours après, le 15 avril, apparurent les premiers signes de la rage chez le n° 4. La maladie dura huit jours et offrit peu d'intensité, car ses forces se sont maintenues pendant longtemps, et sa mort eut lieu plus tard que chez tous les autres.

e) Le 20 avril, inoculation de la bave du n° 4 sur le nez et les lèvres d'un bélier âgé de deux ans, qui sera le n° 5, de plus à un chien mâtin de trois ans. Ce dernier a toujours conservé une bonne santé.

Quarante-quatre jours d'incubation chez le n° 5, et mort six jours après l'invasion.

f) Le 2 juin, la salive du sujet n° 5 est inoculée à une agnelle, n° 6, âgée de sept à huit mois, de plus à deux

chiens, âgés l'un de deux ans et l'autre de trois ans, et·
aux lèvres d'une ânesse âgée de quinze ans. Les deux
chiens n'ont offert, par la suite, rien d'anormal dans leur
état physiologique.

L'ânesse présenta le 5 juillet, trente-trois jours après
l'inoculation, un peu de tristesse, refusa les aliments et
périt dans la nuit, sans avoir présenté des symptômes
bien caractérisés de la rage. M. Rey se demande si ce
malade a succombé à cette maladie : il n'ose l'affirmer.
Le 5 juillet, la brebis n° 6 est toujours en bonne santé.

Ainsi, M. Rey n'est pas parvenu, dans ces deux séries d'expériences, à faire passer la rage d'un herbivore
dans un carnivore. M. Lessona n'a pas été plus heureux
dans les expériences suivantes.

*Expériences de M. Lessona à l'école vétérinaire de Tu-
rin.* Le 22 mars 1852, le professeur Lessona reçut dans
ses infirmeries un bœuf âgé de quatre ans, devenu enragé la veille, vingt-deux jours après avoir été mordu par
un chien atteint de rage spontanée. Quelques heures
avant la mort de cet animal, dont la maladie dura trois
jours, M. Lessona inocula de sa bave à quatre chevaux,
à un porc, à deux moutons et à un chien. Les inoculations furent faites aux joues, au gosier et aux lèvres.
Aux quatre chevaux, on introduisit en outre, à plusieurs reprises, dans la bouche et dans les cavités na-
sales, une éponge imbibée de cette salive écumeuse. Et
au chien et au porc, on donna à manger de la chair
du bœuf.

A la suite de ces inoculations, la rage se développa

sur deux des quatre chevaux et sur un des moutons, chez les deux chevaux quinze jours, et chez le mouton trente jours après l'inoculation.

Le sang du mouton enragé, tiré de la jugulaire, fut injecté, à l'aide d'une seringue, dans la carotide d'un cheval : cette transmission ne produisit aucun effet.

Le chien et le porc, qui avaient mangé de la chair du bœuf, et auxquels on avait de plus inoculé de sa bave, n'eurent pas la rage.

Renault a constaté plus tard des faits identiques : ayant inoculé à un chevreau et à un cheval la bave d'un mouton auquel la rage avait été communiquée par un chien, ces derniers animaux furent pris des symptômes de la maladie, le chevreau au bout d'un mois, et le cheval après six semaines.

Eckel a transmis la rage du bouc au mouton.

Conclusions. 1° La rage inoculée d'un carnivore à un herbivore jouit de la funeste propriété de se transmettre par inoculation, non-seulement aux herbivores d'une même espèce, mais encore à ceux d'espèces différentes.

2° La rage n'est plus que très rarement contagieuse pour les carnivores, quand elle a passé par le corps de l'homme ou d'un animal herbivore, alors qu'elle l'est encore à un très haut degré pour les animaux de cette dernière classe, et par conséquent pour l'homme.

La conséquence naturelle de cette dernière conclusion, c'est qu'il faut au chien un virus plus fort en qualité ou en quantité pour développer en lui les symptômes de la rage. Donc le chien peut porter en lui, à l'état latent, un principe contagieux pour d'autres espèces animales, et probablement pour l'homme. Nous demanderons maintenant si ce principe virulent, trop faible pour le chien, ne peut pas, aussi bien que le même principe fort, affluer dans les glandes salivaires, son lieu d'élection, et être inoculé par morsures à un être plus sensible, qui en subira les effets.

Remarque. Les herbivores transmettent rarement la rage par morsures, d'abord parce que leurs morsures produisent plutôt une contusion qu'une plaie, ensuite parce qu'ils cherchent rarement à mordre dans la rage confirmée, leurs moyens d'agression et de défense consistant dans d'autres organes que les dents.

3° Action sur les oiseaux de l'inoculation de la bave virulente d'animaux enragés. Breschet, dans le cours de ses nombreuses expériences, a tué en très peu de temps, par des inoculations semblables, des oiseaux de diverses espèces, gallinacées, palmipèdes, corneilles, oiseaux de proie, mais sans qu'il ait pu reconnaître en eux les symptômes de la rage.

Pour s'assurer que ces oiseaux ne succombaient pas à la plaie d'inoculation, mais bien à l'introduction d'une substance délétère dans leurs tissus, Breschet pratiqua à d'autres oiseaux de semblables blessures sans y introduire de bave d'animaux enragés, et toujours ces derniers continuèrent à vivre.

Une circonstance qui mérite d'être notée, c'est la rapidité avec laquelle sont absorbés les virus et les substances délétères chez les oiseaux, ce qui tient, sans doute, à l'activité plus grande de leur circulation.

Breschet inocula à plusieurs reprises du venin des reptiles ophidiens, qu'on lui avait rapporté des Indes Orientales, à des pigeons ou à des oiseaux d'une plus grande taille, et huit ou dix minutes après, l'oiseau était tremblant, respirait avec peine, traînait de l'aile, tombait sur le dos, et était pris de mouvements spasmodiques. Il lui suffisait, dit-il, pour dissiper l'imminence de la mort, de faire passer un courant électrique par l'animal, au moyen d'un fil conducteur dont l'une des extrémités communiquait avec un des pôles d'une pile galvanique en fonction, et dont l'autre était au contact de la plaie d'inoculation. Par l'action de ce courant électrique, il voyait peu à peu les accidents morbides s'affaiblir, puis disparaître, et l'animal revenir à la vie.

I. *Recherche du nombre de transmissions successives que peut subir la rage avant de s'éteindre.*

Cette question n'est pas encore résolue d'une manière précise, et ne le sera que par la continuation des séries d'expériences que nous avons rapportées plus haut. De ces quelques expériences, nous pouvons néanmoins déduire quelques éléments pour la solution de ce problème, comme nous allons le voir.

Expériences de M. Rey, 1re série. Un chien atteint de rage *spontanée* ou *communiquée* (c'est ce que l'auteur a tort de ne pas dire), sert à transmettre la rage à un bélier ; quatorze jours après, rage confirmée, qui dure trois jours.

De ce dernier, elle est transmise à un autre. Trente-huit jours après, rage confirmée, qui dure quatre jours.

Cette première série nous montre une décroissance marquée dans la force du principe de la maladie, puisqu'il met quatorze jours à développer ses effets dans sa première transmission, et trente-huit jours dans la seconde, et puisque la maladie dure trois jours seulement dans le premier cas, et quatre jours dans le second.

2ᵉ *série*. Un chien enragé spontanément sert à transmettre la rage à un mouton n° 1. Quinze jours après, rage confirmée, trois jours de maladie.

Du n° 1 au n° 2. Vingt-deux jours après, rage confirmée, quatre jours de maladie.

Du n° 2 au n° 3 et au n° 3 *bis*. Vingt-trois jours après, rage confirmée, deux jours de maladie n° 3 ; trente-six jours après, rage confirmée, trois jours de maladie n° 3 *bis*.

Du n° 3 *bis* au n° 4. Trente-huit jours après, rage confirmée, huit jours de maladie.

Le n° 4 sert à inoculer un bélier n° 5. Quarante-quatre jours après, rage confirmée, six jours de maladie.

Le n° 5 sert à inoculer une agnelle âgée de sept à huit mois n° 6, réfractaire à l'action du principe, et une ânesse de quinze ans n° 6 *bis*. Trente-trois jours après, seulement quelques symptômes de la rage.

Ces résultats nous montrent qu'il y a décroissance

dans la force du principe de la rage, à mesure qu'il voyage d'un animal à l'autre, puisque dans la classe des herbivores, il paraît perdre toute influence morbide dès la sixième ou septième transmission, après avoir exigé une période d'incubation de plus en plus longue. Quant à la durée de la maladie confirmée, elle paraît être aussi en rapport direct avec la durée de l'incubation.

Ces expériences semblent nous dire : « Plus le principe contagieux est jeune, plus il est fort, plus vite il éclot, et plus vite il tue. »

Il résulte des expériences de Breschet que, dans l'espèce canine, le pouvoir contagieux de ce principe se perd bien plus rapidement encore, ce qui confirme notre opinion déjà exprimée, savoir : la possibilité pour les carnivores, et le chien particulièrement, de supporter un virus inoffensif pour eux, mais dangereux pour d'autres espèces.

Relativement à la transmissibilité de la rage des carnivores entre eux, le docteur Augustino Capello, de Rome, va plus loin que Breschet. Ce médecin a cru pouvoir conclure d'une série de six observations, recueillies par lui de 1811 à 1823, que la rage spontanée du chien est seule contagieuse pour cet animal, et que la rage communiquée ne l'est plus pour ce même animal, tandis qu'elle l'est encore à un très haut degré pour l'homme.

Capello vit quatre hommes et cinq chiens, mordus par des chiens spontanément enragés, mourir tous les neuf de la rage, tandis qu'aucun signe de rage ne se développa chez aucun des vingt-sept individus (la plupart de l'espèce canine) qui furent mordus par les chiens précédents. Suivant Capello, le chien atteint de rage spontanée fuit beaucoup plus la société de l'homme que le chien atteint de rage communiquée. Le premier s'enfuit rapidement dans les cavernes et les lieux retirés, où il succombe en proie à des accès plus intenses, plus violents, que ceux que présente le chien qui a reçu la rage par communication. Ce médecin fut ainsi conduit à regarder le principe de la rage comme formant l'anneau moyen qui unit la chaîne des virus à celle des venins. (Voir *Archives de médecine.*)

II. *Recherche du principe de la rage dans les divers organes. Son lieu d'élection: glandes salivaires.*

L'expérimentation semble nous dire que le principe virulent de la rage n'existe que dans les liquides buccaux ; mais on doit reconnaître qu'elle a été incomplète sur ce point, comme nous allons le prouver par un examen raisonné de plusieurs expériences.

Breschet inséra sous la peau de plusieurs chiens des portions de muscles, de tendons ou d'autres tissus organiques provenant d'animaux enragés, et jamais il ne vit la rage se développer dans ces circonstances. Il ne put réussir à produire aucun effet fâcheux par les injections du sang d'un chien enragé dans les veines d'un chien bien portant. Et ces expériences, ajoute-t-il, furent répétées plusieurs fois et dans les circonstances les plus variées. Il tenta aussi la transfusion du sang, sans plus de succès, mais d'une manière incomplète, comme il l'avoue lui-même.

Renault fit, en 1850, la transfusion du sang de deux chiens enragés dans les veines de deux chiens sains, sans obtenir aucun effet pernicieux. Il en fut de même, comme résultat, de l'inoculation sur d'autres sujets, du sang artériel et veineux recueilli par piqûres sur des chiens enragés.

Nous devons nous demander, au sujet de ces expériences faites dans la classe des carnivores, si les sujets où l'on prenait la matière à inoculer étaient atteints de la rage spontanée ou de la rage communiquée. Dans la première supposition, ces expériences prouveraient que le principe contagieux est trop dissocié dans la masse du corps, pour qu'une faible partie de ce dernier puisse communiquer la rage. Dans la seconde hypothèse, elles confirmeraient la règle, savoir, que la rage communiquée n'est plus contagieuse ou ne l'est plus que très difficilement pour les animaux de cette classe. En tous cas, il n'est pas prouvé jusqu'alors qu'une quantité assez considérable du sang d'un carnivore atteint de rage spontanée, ne puisse transmettre la rage à un autre animal de la même espèce, et *à fortiori* à un herbivore. Le fait suivant, recueilli et observé par M. Canillac, vétérinaire à la Palisse (*Recueil de médecine vétérinaire*, année 1857), étant un exemple de rage héréditaire, prouve que la transmission de la rage par le sang est possible.

1re *Observation.* Une vache fut prise de la rage, quarante jours après avoir été mordue par un chien enragé.

Au milieu de ses accès rabiques, elle donna le jour à une belle vêle paraissant bien portante. On procura une nourrice à cette dernière, qui ne goûta pas le lait de sa mère. Le troisième jour de sa naissance, elle refuse de téter, elle est triste, a les yeux proéminents, brillants, la tête tendue en avant ; des contractions spasmodiques se font remarquer dans les muscles de l'encolure ; salivation abondante, beuglements fréquents, faibles, avortés ; bref, tous les symptômes de la rage, auxquels elle aurait succombé si on n'avait abattu elle et sa mère.

Les observations de rage héréditaire sont rares, mais il suffit d'un cas bien constaté pour qu'on ne puisse pas dire avec Bourriat (*Journal de médecine*, 1807), que le virus rabique n'exerce son action que d'une manière locale. Si on ne réussit pas toujours à transmettre la syphilis par l'injection du sang d'un individu syphilisé dans les veines d'un individu sain (bien que la syphilis entraîne une plus grande corruption des humeurs que la rage), nous comprendrons que Lessona ait pu injecter, sans succès, du sang d'un mouton enragé dans la carotide d'un cheval, d'autant plus que le principe rabique en était déjà, chez ce petit herbivore, à sa troisième transmission, par conséquent déjà affaibli.

Aucun accident n'a jamais été la suite des piqûres anatomiques contractées dans l'ouverture des cadavres atteints de rage, parce qu'une trop minime quantité de matière est absorbée ; mais la même innocuité pourrait ne pas être la suite d'une piqûre au contact des mucosités buccales.

Rossi, professeur de Turin, assure que le système nerveux jouit, aussi bien que la salive, de la propriété de transmettre la rage, parce qu'il a vu la rage se déclarer chez un chat sous la peau duquel il avait inséré un morceau de nerf pris sur un autre animal atteint de cette maladie. Il est permis de supposer une faute d'observation dans ce fait, car une foule d'autres expérimentateurs, entre autres Hertwig, professeur à Berlin, n'ont jamais réussi à transmettre la rage par ce moyen. D'ailleurs, puisqu'une assez grande quantité de sang ne contient pas assez de ce principe pour communiquer la rage, à plus forte raison un petit morceau de nerf, qui ne peut recevoir le principe de la rage que par l'intermédiaire du sang.

On ne connaît aucun cas de rage communiquée par la sueur ; les médecins, les infirmiers, ont toujours reçu impunément le contact de cette sécrétion. L'haleine des sujets atteints de la rage est tout à fait inoffensive ; c'est par erreur que les anciens croyaient que l'air seul exhalé de la gueule d'un chien enragé suffisait pour communiquer la rage. (*Aspirationis odore ex rabido cane adducto. Cœl. Aurel.*) Il est regrettable que cette erreur ait fait adopter l'horrible coutume d'étouffer entre deux matelas les malheureux hydrophobes, coutume qui a subsisté en Europe jusqu'à la renaissance des lettres.

Les observations de Baudot, Bouteille, Boissière et Rivalier, prouvent que la liqueur spermatique est tout aussi incapable que la sueur de communiquer la rage.

Les faits de rage contractée pendant les rapprochements sexuels, comme ceux que citent Chabert et Hoffmann, reconnaissent certainement un autre mode de contagion que par l'intermédiaire de la liqueur spermatique. Si nous ajoutons que le lait est aussi inoffensif que les sécrétions précédentes, il ne nous reste plus à examiner, en fait de sécrétions mises à l'épreuve, que le produit des glandes qui se trouvent à l'entrée de l'appareil digestif et de l'appareil respiratoire.

Sauvages attribuait aux cryptes du pharynx la production du principe de la rage, qui serait entraîné dans la bouche, mêlé au mucus et viendrait ainsi infecter la salive. Ce serait le mélange de ce mucus virulent et de la salive qui constituerait la bave écumeuse des animaux enragés. Cet auteur appuyait son opinion sur ce que le pharynx présente souvent, après la mort, des traces d'inflammation qu'il attribuait à l'action irritante de ce principe virulent. Cette couleur inflammatoire, existant aussi dans le larynx, la trachée et les bronches, fit supposer à MM. Trolliet et Villermé que les mucosités trouvées dans ces organes doivent aussi contenir ce virus. Telle paraît être aussi l'opinion de Grisolles (*Traité de pathologie interne*). Renault, d'Alfort, est enfin venu jeter le jour sur cette question, en prouvant, par nombre d'expériences, qu'aucun des liquides pris soit dans le pharynx, soit dans les voies aériennes, n'a la propriété de communiquer la rage, toutes les fois que ces liquides ne renferment point de salive.

La salive s'infecte donc la première, et c'est son mélange avec les autres liquides parvenus dans la cavité buccale, qui forme la bave.

Tous ces faits ne nous prouvent-ils pas que les glandes salivaires des animaux carnivores, indépendamment de leurs fonctions normales, sont aptes à séparer du sang les éléments du principe mystérieux de la rage, auquel ces glandes paraissent rendre sa vertu contagieuse, en concentrant tous ses éléments. Ce principe de la rage offre de commun avec les venins, d'être ainsi sécrété par un appareil glandulaire correspondant, par ses rapports anatomiques, aux appareils spéciaux des espèces venimeuses. Il présente de commun avec les venins, d'être compatible avec l'état de santé chez l'animal qui l'engendre, le chien particulièrement, de se dissocier dans l'organisme au point qu'il n'y produit aucune lésion matérielle appréciable, caractéristique, au point qu'on n'est pas parvenu jusqu'à présent à constater sa présence dans le sang qui le renferme.

D'autre part, ce principe contagieux ne produit ses effets qu'après une période d'incubation dont la durée varie de plusieurs jours à plusieurs mois et qui le rapproche des virus. Il tient encore de la nature des virus, de produire toujours les mêmes effets, la même succession de phénomènes, une maladie spécifique, ou de rester nul dans ses effets, autrement dit de trouver des constitutions réfractaires à son action.

Le virus de la rage étant susceptible de développer des effets violents ou de n'en développer aucun, en vertu de l'immunité qui existe pour tous les virus, il doit nécessairement pouvoir aussi développer des effets intermédiaires plus ou moins graves, à la manière de tous les autres virus. Le virus variolique produit des effets graves, mortels souvent, souvent aussi des effets bénins, et entre ces deux extrêmes une foule d'effets intermédiaires. Ne pouvons-nous pas conclure, par analogie, que les effets du virus rabique ne sont pas toujours nécessairement mortels, comme on le croit généralement, que ce virus est passible d'une action plus ou moins violente ?

III. *Manière de détruire ou de neutraliser le principe de la rage dans la salive qui le contient.*

La salive infectée du principe de la rage se comporte comme toutes les matières virulentes liquides : pus de vaccin, pus de morve et de charbon, pus chancreux. De même que ces derniers perdent leurs propriétés contagieuses par la dessication, de même aussi, la salive des animaux enragés n'est plus contagieuse quand elle est restée pendant un certain temps exposée au contact de l'air. C'est ce que Renault, d'Alfort, a prouvé dans le courant de l'année 1850. En inoculant à divers animaux la salive desséchée de chiens enragés, il n'a jamais pu produire même le plus simple effet local. Il a pu revêtir, pendant plusieurs mois, des chevaux sains avec des licols ou des couvertures enduits de pus de morve ou de farcin , après avoir laissé sécher cet enduit à l'air durant vingt jours, et aucun de ces chevaux n'a contracté la morve ou le farcin. _

Les mêmes expériences répétées avec des matières virulentes putréfiées, lui ont toujours donné des résultats négatifs.

Il a prouvé également que la chaleur, et par suite la cuisson, aussi bien que le chlore, l'acide chlorhydrique, l'ammoniaque, etc., ont la propriété de détruire le virus rabique dans la salive qui le contient, comme ils détruisent les autres virus dans leurs véhicules respectifs. Renault agitait dans un flacon des matières virulentes avec ces différents caustiques, ou bien il les soumettait à l'ébullition, puis, les inoculant, il n'en obtenait plus aucun effet nuisible.

Conclusions. 1° On peut manger impunément la chair des animaux qui sont atteints de la rage, en la soumettant à la cuisson et aux autres préparations de l'art culinaire, même dans la supposition que le principe de la rage imprègne tous les organes, car ce dernier sera détruit au moyen de ces préparations préalables.

2° On peut se nourrir, sans danger, du lait d'un animal enragé, sans lui faire subir aucune préparation. Andry a observé des faits qui prouvent l'innocuité de pareille alimentation.

3° Le chien ne peut trouver dans son alimentation le principe de la rage tout formé, parce qu'il ne se nourrit que de la chair des animaux herbivores, dont il ne reçoit, du reste, presque jamais la rage.

4° Dans tous les cas, on peut ingérer sans danger, même la salive qui contient le virus de la rage, quand on ne porte aucune érosion dans la bouche ni dans l'œsophage, parce que ce principe virulent sera détruit dans l'estomac par les sucs gastriques, qui sont toujours mêlés à des sels acides.

IV. *Mode de pénétration dans le corps du principe de la rage.*

Il n'y a pas plus d'un siècle qu'on sait de quelle manière le principe de la rage arrive dans l'organisme, à la suite du contact avec la salive qui le contient.

Sauvages croyait à la transmissibilité de la rage par l'infection immédiate de la salive au contact de la bave qui s'écoule de la bouche d'un sujet atteint de cette maladie ; voici de quelle manière :

1° En portant à la bouche des aliments salis de cette bave.

Palmarius (*De morbis contag.*, p. 266) raconte que des bœufs, chevaux et mulets, contractèrent la rage en mangeant de la litière de porcs enragés.

2° En recevant un baiser des personnes ou des animaux qui ont cette maladie.

Palmarius et Sauvages citent des cas de transmission de la rage à des enfants, qu'un père qui en était atteint aurait embrassés sur les lèvres avant de mourir, et à un patricien qui avait donné un baiser à son petit chien avant de le faire tuer.

3° En touchant avec la bouche des corps infectés, même depuis longtemps, de cette bave, comme il arriva à la couturière qui, au rapport de Cæl. Aurelianus, aurait contracté la rage en coupant avec ses dents le fil qui lui servait à recoudre un habit déchiré par un chien enragé.

Sauvages rapporte à l'infection immédiate de la salive les cas de rage qui sont la suite des morsures faites sur les joues, où passe le conduit de Sténon, aux oreilles, où sont les parotides, au voisinage des glandes sous-maxillaires, aux yeux, au nez, aux sinus frontaux, d'où le virus serait porté, suivant lui, par les arrière-narines au gosier.

Les théories de Sauvages sont un pur effet d'imagination ; elles tombent devant l'observation exacte et rigoureuse. En effet, l'expérience prouve l'innocuité de la bave virulente, toutes les fois qu'on l'applique sur une partie du corps non dénudée de son épiderme, ou sur une muqueuse recouverte de son épithélium. Tous les jours on rencontre des hommes qui, semblables aux anciens psylles d'Afrique, appliquent hardiment et impunément leur bouche sur les morsures provenant de chiens enragés, pour en sucer le principe virulent.

Nous laisserons au lecteur la liberté d'interpréter les faits que nous venons de mentionner. Pour nous, nous les admettons comme possibles, si la bave infectée était récente, non desséchée, et s'il se trouvait chez ces individus quelques érosions de l'épiderme ou de la muqueuse du conduit œsophagien. De nombreuses expériences, particulièrement celles de Breschet, nous confirment dans notre opinion. Sur des herbivores comme sur des carnivores, dit Breschet, j'ai porté dans la bouche et dans le rectum, et jusque dans l'estomac d'un

animal sain, de la bave d'animal enragé, en chargeant
de cette matière des morceaux d'éponge, ou en la mêlant
à du pain ou de la viande, et jamais je n'ai pu parvenir à
communiquer la rage par ce moyen.

L'observation et l'expérience ont prouvé que la salive
infectée du virus rabique ne peut communiquer la rage
qu'au contact d'une solution de continuité de la peau
ou des muqueuses. Mais la plus légère érosion, même
ces simples soulèvements de l'épiderme connus sous le
nom d'*envies*, sont suffisants pour rendre la transmission possible.

Youatt, célèbre vétérinaire anglais, rapporte qu'une
dame perdit la vie pour avoir souffert que son chien,
qui était sous l'imminence de la rage, lui léchât un petit bouton qu'elle avait sous le menton.

V. *Fréquence du développement de la rage aprés morsure ou tout
autre mode d'inoculation de la salive d'un animal enragé.*

Le principe virulent de la rage rencontre dans l'espèce
humaine, comme chez les animaux, des constitutions
réfractaires à son action, et sur lesquelles il ne produit
aucun effet morbide. Nous savons que cette immunité
se remarque à l'égard de tous les virus.

Nous devons ici recueillir le plus de faits possibles et
évaluer approximativement, par des rapports, l'immunité de l'homme et celle des animaux, en face du virus
rabique.

Pendant deux années consécutives (1853 et 1854),

quatre-vingt-dix-neuf personnes ont été mordues accidentellement par des animaux enragés, d'après le rapport de M. Tardieu, et sur ce nombre, quarante-une ont été ultérieurement frappées par la contagion, ce qui fait une personne sur deux et demie, ou un peu moins que la moitié.

De 1855 à 1858 inclusivement, l'enquête du comité consultatif d'hygiène a signalé un nombre de cent quatre-vingt-dix huit personnes atteintes de morsures virulentes, et, sur ce nombre, cent douze ont contracté la rage, ce qui fait un peu plus de la moitié.

Ainsi les morsures accidentelles seraient suivies, dans l'espèce humaine, des accidents de la rage dans la *moitié* des cas environ.

Voyons les résultats correspondants dans les espèces animales, résultats consignés dans diverses écoles vétérinaires, pour l'espèce canine, qui nous communique le plus grand nombre des cas de rage.

A l'école d'Alfort, dans la période décennale de 1827 à 1837, on reçut dans les infirmeries deux cent quarante-quatre chiens qui avaient été mordus dans les rues par des chiens enragés. Ces deux cent quarante-quatre chiens y restèrent en moyenne plus de quatre mois en observation, sans subir aucune espèce de traitement, et soixante-quatorze seulement devinrent enragés, ce qui fait un peu plus que le *tiers*.

A l'école de Berlin, sur cent trente-sept chiens mordus dans les rues, de 1823 à 1837, et amenés à la clinique de M. Hertwig pour y être mis en observation, seize seulement ont contracté la rage, ce qui fait un peu plus que le *huitième*.

A l'école de Lyon, les registres de la clinique établissent par des statistiques semblables, que, pour les chiens mordus accidentellement dans les rues et mis en observation, un *cinquième* environ deviennent enragés, et pour les chevaux, une proportion un peu plus forte, un *quart* environ.

Si nous prenons la moyenne de ces trois résultats différents, nous trouvons la proportion d'*un cinquième* environ.

Ainsi, dans l'espèce humaine, la *moitié* environ des individus mordus accidentellement par des chiens suspects seraient atteints de la rage. Dans la classe des herbivores, la proportion serait un peu plus *faible*, et dans celle des carnivores, elle ne serait plus qu'un *cinquième*.

Ces résultats de l'observation ne confirment-ils pas ce que nous ont appris déjà les expériences précédemment analysées, savoir, que le chien est plus *réfractaire* que l'homme, plus *réfractaire* que les animaux herbivores, aux atteintes du virus rabique ; que le chien peut par conséquent porter en lui, à l'état latent, ce virus qui, inoculé par morsure à un herbivore ou à l'homme, développe dans ces derniers ses terribles effets.

Remarquons que les morsures accidentelles du chien ont même plus de chance d'inoculer la salive aux animaux qu'à l'homme, car un chien, dans sa fureur, fait ordinairement plus d'une morsure à ces derniers, tandis que l'homme a presque toujours des moyens de défense qui écartent le chien et l'empêchent de revenir à la charge. Si la dent infectée s'essuie dans le pelage de l'animal, elle s'essuie non moins dans les vêtements de l'homme.

Si, d'autre part, les inoculations directes dans l'espèce canine, pratiquées par MM. Renault et Rey, donnent une proportion plus forte de cas de rage chez les sujets inoculés expérimentalement, une proportion de *deux sur trois*, dans l'espèce humaine cette proportion serait beaucoup trop faible, aussi bien que dans la classe des herbivores.

Nous pouvons donc conclure, après cet examen, que l'immunité de l'homme, à l'égard du virus rabique, est de beaucoup inférieure à celle des animaux.

VI. *Symptômes de la rage.*

On peut diviser la rage en trois périodes successives, savoir : 1° celle de l'*incubation*, qui n'a pas de symptôme connu, à moins qu'à l'exemple de M. Auzias Turenne, on croie encore aux lysses modernes de Marochetti, ou pustules sublinguales, qui se montreraient au commencement de l'incubation de chaque côté du frein de la langue ; 2° celle de l'*invasion* ou période prodromique, et 3° la période *convulsive* ou période *hydrophobique*. Ce sont les deux dernières périodes qui constituent la rage confirmée, et dont nous allons énumérer les symptômes.

1° *Période prodromique ou d'invasion.* — La rage

communiquée s'annonce par des phénomènes particu-
liers, qui se passent dans les cicatrices des morsures
(symptômes qui n'existent pas pour la rage spontanée).
Ces phénomènes consistent tantôt dans de simples four-
millements, tantôt dans de faibles douleurs, d'autres
fois dans des douleurs intolérables, qui ont là leur point
de départ pour s'étendre dans toutes les régions du
corps. Dans la rage spontanée, les douleurs sont générales, mais plus fortes à l'épigastre. Un autre phénomène cicatriciel, mais moins constant, consiste dans
l'ulcération, attribuée par les auteurs anciens à l'âcreté
du virus, qui seulement alors quitterait le lieu de l'inoculation pour entrer dans le torrent circulatoire. (Cæl.
Aurelianus, Salius Diversus, Schenkius, Sauvages, etc.)
*Præpatitur ea pars, quæ morsu fuerat vexata, undè
initium deniquè passionem sumere nemo negat. (Acutor
morbor.*, lib. III, cap. xiv.) Tous ces auteurs regardent
comme constant et caractéristique ce symptôme local,
et Sauvages rapporte plusieurs observations à l'appui
du gonflement et de l'ulcération des cicatrices.

Les vétérinaires modernes, entre autres Youatt, disent
que ce signe est infaillible chez les animaux : le chien
se gratte l'oreille, qui est le plus souvent la partie mordue, et l'écorche avec fureur. Duluc, vétérinaire à Bordeaux, a observé ce symptôme sur une jument. (*Recueil
de méd. vétérin.*, 1847.) Si ces phénomènes cicatriciels
sont constants chez les animaux, ils le sont aussi chez
l'homme, et d'ailleurs ils ne sont pas plus difficiles à
concevoir ni à expliquer que ces douleurs, périodiques

quelquefois, qui se manifestent dans le siége des morsures provenant de la vipère, témoin l'exemple rapporté
par la *Gazette hebdomadaire* de 1861.

Du siége des morsures ou de l'épigastre, la douleur
névralgique s'étend rapidement à toutes les parties du
corps, notamment à l'encéphale. La céphalalgie devient
bientôt générale, profonde, nous disent les auteurs, et
s'accompagne d'une sensation de constriction aux
tempes. Cette céphalalgie entraîne à sa suite l'exaltation
des fonctions cérébrales, des sentiments chez l'homme,
des instincts chez l'animal, puis une insomnie permanente, des hallucinations, et la dépravation de l'organe
du goût.

Les hallucinations sont surtout remarquables chez le
chien, et constituent un signe certain du début de
la rage. Cet animal s'agite continuellement, il se
couche, puis se lève, ne trouvant aucune place qui lui
convienne, il happe dans l'air comme pour saisir des
insectes, il s'élance souvent contre les murs pour
prendre quelque objet imaginaire qu'il croit y voir.
(Youatt.)

La dépravation de l'organe du goût porte le chien
jusqu'à dévorer sa propre fiente ; elle se traduit chez
l'homme par le dégoût pour sa nourriture habituelle.

La physionomie, le regard, sont empreints de cette
surexcitation nerveuse qui ne fait que s'accroître avec
la période suivante.

2° *Période convulsive ou hydrophobique.* — Après
une durée de un à trois jours, l'état nerveux que nous

venons de décrire se change en une série de phénomènes convulsifs, qui reviennent sous forme d'accès, et
constituent ce qu'on appelle l'*hydrophobie*.

Les phénomènes qui constituent un accès d'hydrophobie n'ont rien de particulier ; ils peuvent se trouver
réunis, sinon peut-être avec moins d'intensité, dans
toutes les maladies qualifiées *hydrophobiques*.

Voici les phénomènes qui se succèdent dans un accès
d'hydrophobie : frissonnement général, yeux étincelants, hagards, face rouge ou pâle, tremblements, suf-
focation, constriction douloureuse à la gorge, respi-
ration haletante, mouvements convulsifs des muscles de
la poitrine, pouvant s'étendre à tous les muscles du
corps, douleurs atroces, qui arrachent des cris au malheureux. Chaque accès peut durer de quelques secondes
à quelques minutes.

Tout ce qui peut impressionner les sens, voire même
l'imagination, peut provoquer le retour d'un accès, car
la sensibilité ne fait que s'accroître jusqu'à extinction de
force : ce n'est pas seulement la vue de l'eau, mais la
vue d'un corps brillant, un son aigu, un mouvement de
l'air, une odeur quelconque, le simple contact d'un
corps étranger avec la surface du corps, ou le souvenir
d'une provocation. La vue d'un chien est pour l'homme,
comme pour tous les animaux, une cause provocatrice
d'un accès d'hydrophobie. Les envies de mordre peuvent
se manifester dans la rage, pendant un accès, mais par
l'effet d'une provocation, quelque légère qu'elle soit;
ces envies de mordre ne sont pas plus inhérentes à la

rage du chien qu'à celle de l'homme et des autres animaux. (Voir Sanson.) L'instinct de la conservation pousse
l'hydrophobe à se servir de ses moyens de défense contre
toute agression réelle ou imaginaire : dents chez les
carnivores, cornes chez les herbivores, etc. Dans l'intervalle des premiers accès, l'hydrophobe parvient encore
à étancher sa soif, il boit avec avidité, comme pour
éteindre le feu intérieur qui le dévore ; ce qui a fait dire
à Démocrite « que la rage est un incendie des nerfs. »
A mesure que les accès se répètent, la constriction pharyngienne augmente de violence, les glandes salivaires
se congestionnent, se tuméfient, et secrètent une salive
abondante, qui, jointe au mucus des voies respiratoires
battu par l'air, forme la bave de l'hydrophobe. Peu à
peu cette constriction du pharynx se traduit par une
dysphagie, qui devient bientôt permanente, avec le
rapprochement des accès. La dysphagie est un phénomène constant dans l'hydrophobie ; elle s'accompagne
d'une douleur ou gêne indéfinissable au fond du gosier,
donnant la sensation d'un corps étranger. Cette gêne
provient de la congestion de la membrane muqueuse de
cette région, et de la bave qui s'y accumule quand elle
ne peut être rejetée à temps par les mouvements de cra-
chottements continuels.

La dysphagie hydrophobique présente ceci de particulier, que des corps solides peuvent encore être ava-
lés, quand tout liquide ne peut plus l'être. Ce symptôme a porté plusieurs auteurs à considérer la rage
comme une sorte d'angine. Arétée de Cappadoce l'a

décrite sous le nom de *cynanche* (κυων et αγχειν) ; Fothergill, sous celui *d'angine spasmodique.* L'état congestif de la gorge et des voies respiratoires, retrouvé sur les cadavres, paraît avoir été attribué à tort, par MM. Trolliet et Villermé, à une inflammation de la muqueuse de ces régions ; mais il n'est, en réalité, que le résultat de l'impossibilité d'avaler des liquides, et des spasmes dont cette partie est le siége.

Les conséquences de ces accès sont: une dépense extraordinaire des forces, qui sont quelquefois triplées, au point que des hydrophobes ont rompu sans peine des liens en fer par lesquels on les retenait enchaînés ; en second lieu, une altération de l'organe de la voix, qui devient rauque et ressemble à celle du coq ou à la voix croupale, chez l'homme et chez les animaux. Chez le chien, les vétérinaires signalent comme caractéristiques de la rage, des modulations spéciales de la voix constituant l'aboiement, qu'ils appellent le *hurlement de la rage.*

Le hurlement de la rage, dit Youatt, commence par un aboiement ordinaire, qui se termine tout à coup, et d'une manière singulière, avec le timbre de la voix croupale, en un hurlement de cinq, six ou huit tons plus élevé que le commencement.

Parmi les conséquences des accès hydrophobiques, signalons encore: l'orgasme vénérien porté à l'excès, mentionné par tous les auteurs anciens, et dont on retrouve des traces, après la mort, dans l'engorgement des organes génitaux ; la température de la peau plus élevée que dans l'état normal ; des nausées et des vomissements quelquefois ; de la constipation ; des urines abondantes et colorées. Dans cette période convulsive, le pouls est un peu plus fréquent que dans l'état normal, ce qui a fait dire à Leroux que la rage est une fièvre nerveuse maligne.

Une conséquence non moins inévitable de ces accès d'hydrophobie, qui peuvent durer dans la rage de deux à quatre jours, c'est un profond épuisement nerveux, d'où résultent un affaiblissement de la sensibilité générale, du délire, la perte du sens musculaire, des paralysies multiples, et la mort par asphyxie. Cette période de collapsus ne dure que quelques heures.

Quand la rage suit tranquillement son cours, chez le chien particulièrement, sans excitation étrangère, par conséquent sans paroxysme de fureur, l'animal s'affaiblit graduellement, il rôde sans cesse en chancelant sur ses membres le long des routes, ou dans sa niche s'il est renfermé, puis, à un certain moment, des signes de paralysie se montrent dans le train postérieur. Ces symptômes de paralysie vont ensuite en progressant d'arrière en avant, jusqu'à ce qu'ils aient envahi les muscles de la poitrine et de la gorge, et produit ainsi l'asphyxie.

Quelles sont les traces cadavériques d'un si grand désordre ? Ce sont des congestions des centres nerveux, des organes digestifs, de l'appareil respiratoire, et, dans l'appareil circulatoire, les signes de l'asphyxie, sang noir et fluide, et, par suite, une extrême tendance des cadavres à la putréfaction.

VII. *Etiologie de la rage spontanée.*

On admet généralement que les animaux carnivores des genres *canis* et *felis* sont les seuls qui soient susceptibles de contracter la rage spontanée, dite contagieuse et virulente. Le chien étant de tous ces animaux celui qui présente le plus de cas de rage et qui la communique le plus souvent à l'homme, c'est plus particulièrement de cet animal que nous devons nous occuper dans cet article, en prenant la rage canine spontanée pour type de la rage spontanée en général.

Les mêmes causes qui président à la rage spontanée du chien, président à la rage spontanée des autres carnivores des deux genres précités, et même, comme nous le prouverons par des exemples, à une maladie de l'espèce humaine que les auteurs appellent *rage essentielle*, et placent parmi les névroses, sans savoir si elle n'est pas de même nature que la rage spontanée des animaux.

La rage spontanée ne doit plus être mise en doute ; elle existe, puisque l'expérience et l'observation prouvent chaque jour que le principe de cette maladie s'affaiblit rapidement, et perd ses propriétés contagieuses après un petit nombre de transmissions.

Les causes de la rage spontanée sont nombreuses et très difficiles à apprécier ; aussi, pour procéder avec ordre dans cette étude si embrouillée, je les classerai en deux ordres, en indiquant dans chaque ordre, après chaque cause invoquée, les lacunes à combler par l'étude et l'observation.

Pour la rage en général, comme pour toute autre affection, il faut reconnaître une certaine prédisposition, qui veut que tel individu soit atteint d'une certaine maladie, pendant qu'un autre individu, quoique soumis aux mêmes causes que le premier, n'en est pas atteint et ne le sera jamais.

Outre ces causes prédisposantes, dont la connaissance est utile spécialement dans le traitement préservatif, il en existe d'autres, dites *occasionnelles*, souvent fort différentes des premières, et quelquefois inséparables de celles-ci ou confondues avec elles, qui déterminent l'arrivée de la maladie chez celui qui y est prédisposé.

Les causes prédisposantes étant celles qui modifient peu à peu l'organisme et le préparent à la maladie, les causes occasionnelles étant celles qui provoquent le développement de l'affection, il convient de faire précéder l'étude de celles-ci par l'exposé raisonné des premières.

A) Causes prédisposantes.

L'étude des causes prédisposantes à la rage canine spontanée appartenant plutôt à un vétérinaire qu'à un médecin, on nous pardonnera sans doute de la laisser incomplète, notre but unique étant d'appeler l'attention des observateurs sur ce qu'elles présentent d'incomplet.

1° *Sexe*. Dans l'espèce canine, le mâle est plus souvent atteint de rage spontanée que la femelle, et cela dans une proportion énorme, puisque des auteurs recommandables, Grœve en Allemagne, Jules le Cœur, Ba-

chelet et Froussard, en France, croient que la femelle
n'est jamais prise de la rage spontanée. Il suffit de quelques faits bien observés de transmission de la rage à
l'homme par des femelles, et dont nous pourrions citer
plusieurs exemples, pour infirmer ces assertions. Nous
trouverons la raison de cette rareté de la rage spontanée
chez la femelle, dans la soustraction de cette dernière
à la plus fréquente et la plus puissante cause de la rage
spontanée, à la fois prédisposante et occasionnelle.

2° *Age*. La rage spontanée est une maladie de tous les
âges, mais si l'on consulte toutes les observations écrites relatives à la spontanéité, on reconnaît que la plupart se rapportent à des sujets qui ont acquis tout
leur développement.

3° *Hérédité*. La rage communiquée pouvant être héréditaire, comme nous l'avons vu par le fait cité à la page
19 de ce travail, on est forcé d'admettre que l'hérédité
doit prédisposer à la rage spontanée. Les prédispositions
aux maladies se transmettent par la génération, comme
les maladies constitutionnelles. Ce serait un grand problème à résoudre pour la science d'observation, que
celui de l'enchaînement successif, par voie d'hérédité,
des cas de rage spontanée. Indépendamment que la
gent canine se prête difficilement à ce genre de recherche, on a la funeste habitude, pour la science, de
sacrifier le plus vite possible l'animal enragé, sans même
s'enquérir s'il a fabriqué de son chef la maladie qui le
condamne.

4° *Caractère*. Une circonstance digne de remarque,

c'est que la plupart des cas de rage communiqués à l'homme, et consignés dans les journaux de médecine, sont notés comme provenant de chiens hargneux, méchants, irascibles ; un grand nombre de ces animaux sont qualifiés de *chiens rageurs*.

Les emportements de la colère étant d'ordinaire, chez l'homme, l'apanage du tempérament nerveux , nous croyons être dans le vrai en disant que l'étude du caractère de l'animal en question a une grande importance, au point de vue de la prophylaxie de la rage.

5° *Organisation.* On a cherché en pure perte les causes de la rage spontanée dans l'organisation normale du chien. C'est ainsi que Hippocrate de Cos crut voir un ver sur la partie médiane de la langue de cet animal, et attribua la rage canine spontanée à ce ver, qu'il appela *lysse*, comme le rapporte Pline dans son histoire naturelle : *Est vermiculus in linguâ canum, qui vocatur à Grœcis lytta, quo exempto infantibus catulis, nec rabidi fiunt, nec fastidium sentiunt.* L'anatomie démontre que ce prétendu ver des Grecs n'est autre chose que la partie correspondante au cartilage médian de la langue de l'homme, et qu'il existe chez tous les animaux carnivores, donnant attache aux muscles intrinsèques de cet organe. Seulement, au lieu d'être cartilagineux comme chez l'homme, il est, d'après Wirchov, constitué par une gaîne fibreuse dense avec un contenu graisseux, et d'autant plus effilée que l'animal est plus jeune. Son extraction amène un ralentissement dans la préhension des aliments et des boissons. Chose étrange, on pratiqua cette extraction de la lysse, pour préserver l'animal de la rage, jusqu'à la renaissance des lettres en Europe, sous le nom d'*éverration*.

Le génie de Morgagni contribua à faire abandonner cette pratique aussi absurde que barbare, en démontrant le premier la nature et les usages du ver de la langue du chien ; mais ce grand anatomiste ne fut pas plus heureux que les Grecs, en invoquant, comme cause de la rage, la résorption du produit de sécrétion des follicules qui entourent l'anus et les organes génitaux des carnivores, matière très fétide, dit-il, et capable de corrompre les humeurs, si elle vient à passer dans le sang. Morgagni croyait à cette corruption d'humeurs, parce qu'il avait vu des cadavres d'animaux enragés entrer promptement en putréfaction ; mais il ignorait sans doute que cette putréfaction prompte se remarque dans tous les cas de mort par asphyxie, et s'explique par une plus grande fluidité du sang, accompagnée ou non d'un autre genre d'altération. Est-ce qu'une sécrétion normale, quelque fétide qu'elle soit, peut altérer le sang par sa résorption, quand tous ses éléments proviennent du sang ?

C'est encore marcher dans la voie erronée des anciens, que d'invoquer, avec MM. Bachelet et Froussard, la résorption du liquide spermatique dans la fabrication du principe de la rage. Cherchons-nous à rapporter le virus de la morve, qui corrompt tant les humeurs, à quelque partie de l'organisation normale du cheval ? Tout ce que nous savons, c'est que le virus de la morve se développe dans certaines conditions déterminées : de quel produit de l'organisme il se forme, nous sommes condamnés à l'ignorer.

On a également accusé de produire la rage l'absence de transpiration cutanée chez le chien ; mais Sanson fait remarquer que la peau de cet animal, quoique privée de glandes sudoripores, exhale de la transpiration, comme celle de tous les autres animaux.

Si le jeu régulier des organes ne peut être pour quelque chose dans la prédisposition à la rage, il n'en est plus de même d'un trouble organique ou fonctionnel. Nous dirons avec Van Swieten, que la présence de vers dans divers organes, comme le tube intestinal, les reins, le cerveau, peut bien être une cause prédisposante de la rage, par l'action énervante qu'ils exercent indirectement sur le système nerveux.

L'élément *douleur*, qui déprime l'action nerveuse, peut aussi, à ce titre, favoriser cette prédisposition. Le virus de la rage, qui n'altère que les fonctions du système nerveux, sans laisser aucune trace de son passage dans l'économie, doit trouver son terrain là où existe moins de résistance du côté du système nerveux.

6° *Alimentation*. Elle doit être envisagée dans sa nature et dans sa quantité ; l'une et l'autre peuvent bien préparer le terrain propre à l'éclosion de la rage, comme il arrive pour la plupart des maladies constitutionnelles ; mais à l'aide de quels éléments, nous l'ignorons. Sont-ce les matières putrides, comme l'a pensé Van Swieten ? Mais si pareille alimentation peut disposer à contracter cette maladie, ce n'est jamais sans le concours d'autres causes, car l'expérimentation a constaté que cette cause seule n'engendre pas la rage. Serait-ce l'usage abusif des os qui engendrerait la rage, comme l'a cru M. Loreau dans ces derniers temps, en introduisant dans le sang une trop grande quantité de phosphore, lequel agirait, par ses propriétés aphrodisiaques, en excitant le système nerveux ?

Mais les chiens des pays chauds, où la rage est plus rare que dans nos contrées, en font un usage aussi immodéré que ceux de nos climats, et, d'autre part, il n'est pas prouvé que le phosphate de chaux se décompose et mette à nu le phosphore dans le torrent circulatoire. Toutefois, l'usage abusif des os ne pourrait être, dans tous les cas, qu'un adjuvant d'autres causes prédisposantes.

Pour ce qui regarde la quantité, on sait que la privation d'aliments ne saurait non plus suffire, à elle seule, au développement de la rage : les nombreuses expériences de Bourgelat, de Dupuytren, de Breschet et de Magendie, le prouvent suffisamment. En Egypte et dans les îles d'Amérique, où cette maladie paraît à peine, les chiens sont souvent privés d'eau pendant la sécheresse, et meurent même quelquefois de faim et de soif, au rapport de Barrow et du baron Larrey. Mais rien ne prouve que cette privation d'aliments ne puisse engendrer cette prédisposition, conjointement avec d'autres causes.

7° *Climat.* Les anciens, entre autres Aëtius et Dioscoride, disent que la rage est plus fréquente sous les climats brûlants, et sous les climats très froids. Cette assertion pouvait être vraie pour cette époque, mais elle ne l'est plus aujourd'hui, les progrès de la civilisation ayant changé de direction. L'enquête sur la rage qui a été faite en Orient, a prouvé qu'en Egypte cette maladie est très rare. Barrow rapporte qu'on ne l'observe presque jamais aux environs du cap de Bonne-Espérance. Elle existe dans l'Inde, dit Moseley, mais elle y est rare, comparativement au grand nombre de chiens qui y vivent. Il est prouvé également qu'elle est très rare dans presque toute la Russie, particulièrement dans les contrées qui sont au nord de Saint-Pétersbourg, et, si l'on ajoute foi au récit de quelques voyageurs, on n'en aurait jamais observé un seul cas au delà des cercles polaires.

Ces résultats négatifs prouvent que c'est dans les zônes tempérées, et dans les pays les plus civilisés, que la rage canine est la plus fréquente.

8° *Saisons*. On observe des cas de rage dans toutes les saisons, dans tous les mois de l'année ; mais ce sont les saisons chaudes, les mois de l'été, qui en fournissent le plus, comme le démontrent les tableaux de l'école vétérinaire de Lyon et le rapport de M. Tardieu. C'est en juin, juillet, août, pour la saison chaude, et en mars, avril, mai, pour la saison froide, qu'il est entré, de 1811 à 1842, à la clinique de M. Rey, le plus grand nombre de chiens enragés. Ce sont aussi les mêmes mois qui ont présenté le plus de cas de rage humaine communiquée, au rapport de M. Tardieu. Ainsi les tableaux de M. Rey, de 1811 à 1842, mentionnent en :

Juin, juillet, août,   229 cas de rage canine ;
Mars, avril, mai,   207 ;
Septembre, octobre, novemb., 176 ;
Décembre, janvier, février,   167.

Le rapport de M. Tardieu note 181 cas de rage humaine communiquée, ainsi répartis, par ordre de fréquence, dans les différents mois de l'année :

Juin, juillet, août,   66 cas ;
Mars, avril, mai,   44 ;
Décembre, janvier, février,   40 ;
Septembre, octobre, novembre, 31.

Comme ce sont les mois d'août et de janvier qui
représentent les deux extrêmes de la température, on
ne peut invoquer, comme causes plus ou moins pro-
chaines de la rage, avec Salius Diversus, les chaleurs
excessives de l'été, et avec Boissier de Sauvages et Le
Roux, les froids rigoureux de l'hiver. Si les grandes
chaleurs et les grands froids n'agissent que d'une manière douteuse sur le développement de la rage, il ne
paraît pas en être de même de l'humidité de l'air, qui
alors agirait comme cause occasionnelle, plutôt que
comme cause prédisposante, car M. Rey a noté six cas
de rage en août 1858, et ce mois a été pluvieux, tandis
qu'en août 1859, avec une sécheresse extrême, un
seul cas s'est présenté à la clinique du professeur de
Lyon. (*Recueil de médec. vétérin.*, année 1859.)

Il paraît constant que les variations de l'état atmos-
phérique, chaleur, froid, humidité, agissent simultané-

ment, quoique d'une manière obscure, sur le développement de la rage spontanée.

8° *Disproportion des sexes*. Nous savons que, dans toutes les espèces de l'échelle animale, le nombre des femelles l'emporte de beaucoup sur celui des mâles, la nature voulant ainsi assurer la propagation des êtres vivants, et suppléer, par le nombre des femelles, au pouvoir que ces dernières n'ont pas, à la manière de certains végétaux, de produire un nombre indéfini d'embryons.

Le chien possède à un haut degré l'instinct génésique, qui prend un développement extraordinaire aux époques du rut, en *février et mars*, et, plus que tout autre animal, le chien souffre d'une continence prolongée, pour les raisons que nous mentionnerons plus loin. On comprend que si un malaise localisé peut disposer à la naissance de la rage, une souffrance générale y prédispose davantage.

En France, la disproportion des sexes est telle, dans l'espèce canine, qu'il existe au moins trois mâles pour une femelle, et cet état de choses, en désaccord avec les lois de la nature, subsiste depuis l'établissement de la taxe.

Pendant les années 1856 et 1857, on a détruit près de la moitié des chiens qui existaient en France, et cette destruction a porté principalement sur les femelles; aujourd'hui encore, le propriétaire qui, par goût, élève un chien, préfère un mâle.

Ainsi, pendant l'année 1858, diminution en France du

nombre des chiens, réduction de ce nombre à la moitié de ce qu'il était avant 1856 ; et depuis l'année 1858 augmentation du nombre des mâles et diminution relative du nombre des femelles. Le nombre des chiens étant réduit, le nombre des cas de rage canine devait conséquemment être moins nombreux dans les premières années qui ont suivi l'établissement de l'impôt, et c'est tout le contraire qui a eu lieu.

M. Labligeois disait en 1859 (*Gazette hebdomad.*) : « Depuis l'établissement de l'impôt, on reçoit chaque année à l'école vétérinaire de Lyon environ 49 chiens enragés, au lieu du nombre de 42 qu'on y recevait auparavant. » En 1856, on a reçu à l'école de Lyon 42 chiens enragés, et en 1858 on en a reçu 56. (Voir Sanson, *Le meilleur préservatif de la rage.*)

Les cas de rage communiquée ont-ils augmenté ou diminué depuis l'impôt? Il est évident que le nombre des cas, chez l'homme, est sensiblement proportionnel au nombre des cas chez le chien, puisque la plupart des morsures virulentes proviennent du chien, ainsi que le démontre le tableau de M. Tardieu. Sur 228 cas de rage communiquée à l'homme, et recueillis de 1850 à 1859,

    188 proviennent du chien ;
    26   du loup ;
    13   du chat ;
    1   du renard.

D'après ce tableau, un cinquième seulement des cas de rage communiquée à l'homme provient d'autres animaux que du chien. Par conséquent, si le nombre des

chiens enragés n'a pas diminué depuis l'établissement
de l'impôt, le nombre des cas de rage humaine doit aussi
ne pas avoir diminué d'une manière sensible. C'est ce que
démontre l'extrait suivant du rapport de M. Tardieu :

Avant l'impôt.		**Après l'impôt.**	
1853	37 cas.	1858	17 cas.
1854	21		
1855	21		

Ainsi, avant l'impôt le nombre des cas de rage humaine communiquée était, pour toute la France, un peu
au-dessous de 20 par année en moyenne, et après l'impôt, ce nombre semblerait être un peu au-dessous de
20. Si cette légère diminution est réelle, elle est trop
faible pour répondre aux résultats qu'on pouvait espérer
des mesures énergiques qui ont été prises depuis 1857,
et qui sont encore en vigueur ; elle est due plutôt à
l'extermination de tout chien suspect, qu'aux modes
d'empêchement de mordre, qui sont le plus souvent
des causes occasionnelles de la rage canine spontanée.

La conclusion à tirer de l'établissement de la taxe et
de ses conséquences relativement à cette maladie, c'est
que la fréquence de la rage canine a augmenté par rapport au nombre des chiens, ce qui prouve l'influence de
la disproportion des sexes sur la spontanéité de la rage.

La guerre acharnée que l'on fait aux loups a pour résultat de détruire plus de femelles que de mâles, et, par
suite, d'établir dans cette espèce animale la disropor-
tion des sexes ; ce qui explique, suivant nous, le second
rang, après le chien, occupé par le loup dans la fré-

quence de la communication de la rage à l'homme.

En Pologne, on ne fait pas attention aux loups, dont le nombre est prodigieux, et les cas de rage y sont excessivement rares.

Malgré sa présence continuelle au milieu de nous, le chat nous transmet plus rarement cette maladie, parce qu'il en est rarement atteint lui-même d'une manière spontanée, la disproportion des sexes n'existant pas pour ce dernier animal.

Cette cause prédisposante de la rage existe encore moins pour le renard.

B. Causes occasionnelles.

Les causes occasionnelles, comme nous l'avons dit, sont celles qui provoquent le développement de l'affection dans l'animal qui a subi l'influence des causes prédisposantes. Mais, dans l'affection de la rage, il existe deux périodes qui en font partie intégrante : une période latente ou *incubation*, et une période confirmée ou *rage confirmée*. Nous dirons donc que les causes occasionnelles, que nous devons passer en revue, provoquent le développement de l'incubation de la rage, ou mieux le développement du virus de la rage, dans l'animal qui est soumis à leur action. De même que l'action des causes prédisposantes est plus ou moins lente à préparer le terrain qui convient à la naissance du virus, de même les causes occasionnelles doivent varier, dans la fréquence et la durée de leur action, suivant le degré de résistance du sujet au virus naissant, pour produire le développement de la première période de la rage, et plus tard celui de la seconde période ou rage confirmée. Nous avons vu que l'homme ne jouit pas d'une immunité aussi grande que les carnivores, à l'égard du virus de la rage ; nous avons vu aussi que l'homme reçoit la rage d'un virus trop usé, trop affaibli, pour la donner à ces derniers animaux. Nous pouvons donc en conclure qu'un virus trop jeune, encore impuissant pour amener la rage confirmée dans l'animal qui l'a engendré, peut être assez fort pour la donner à l'homme. Autrement dit, la rage spontanée des carnivores est contagieuse pour l'homme, pendant sa période d'incubation : des faits nombreux, dont nous citerons quelques-uns, viennent à l'appui de cette assertion. Un animal qui communique la rage à l'homme, la porte en lui à l'état d'incubation ou à l'état de rage confirmée, en vertu de l'axiome : *Nemo dat quod non habet ;* et il peut la communiquer à l'homme, quand, pour déterminer en lui la période confirmée, il a besoin de l'action plusieurs fois répétée d'une des causes déterminantes dont nous allons nous occuper.

Ces causes déterminantes ou occasionnelles dépendent, pour la plupart, de contraintes dans les instincts de ces animaux ; telles sont : l'orgasme vénérien non satisfait, qui n'est que la conséquence de la disproportion des sexes ; la colère, et, par suite, les mauvais traitements ; la tenue en laisse, la muselière, qui engendrent la colère.

Nous devons examiner comparativement l'action des

contraintes morales sur l'homme ; nous trouverons dans cette comparaison plus d'un point de ressemblance entre les effets des contraintes morales et la rage spontanée des animaux, les contraintes morales dépendant du même ordre de causes que les contraintes instinctives.

1° *Orgasme vénérien non satisfait.* — La privation de la fonction génératrice se fait ressentir plus souvent parmi les mâles que parmi les femelles, en raison du plus grand nombre de mâles que de femelles, ce qui condamne les premiers à une continence forcée, quelquefois d'une durée indéfinie. Déjà en 1807, Gorcy reconnut l'influence de l'orgasme vénérien sur le développement de la rage, en disant que, pendant le rut, la morsure du chien est dangereuse, même pour les animaux de son espèce. Si elle est dangereuse pour les animaux de son espèce, combien plus elle l'est pour l'homme, moins réfractaire au principe de la rage que les animaux carnivores.

En 1818, Grœve, médecin allemand, admit, d'après ses propres observations, l'influence de la privation de la fonction génératrice sur le développement de la rage spontanée.

En 1823, le docteur Capello, de Rome, reconnut que les animaux des genres *canis* et *felis* n'ont pas de vésicules séminales ; que par suite, la liqueur spermatique abonde dans les canaux éjaculateurs, les remplit, et ne peut s'écouler au dehors que pendant l'acte de la copulation, qui lui-même est lent à s'effectuer. Il eut l'occasion d'observer des chiens devenus enragés à la suite

de manœuvres lascives exercées sur eux par des pâtres.
Il conclut de ces observations que le désir vénérien porté
à l'excès, et non satisfait, est l'unique cause de la rage
spontanée.

En 1857, M. J. Lecœur, professeur à l'école de médecine de Caen, dit formellement que la rage s'engendre
chez le chien par suite du désir vénérien porté à l'excès,
et non satisfait, que cette cause paraît exclusive et absolue dans la production spontanée de cette maladie, et
se montre partout où se manifeste la rage essentielle.

Cette opinion est celle de la plupart des auteurs ac-
tuels, particulièrement de MM. Bachelet et Froussard,
de Valenciennes, qui vont jusqu'à penser que c'est le liquide séminal résorbé, et porté dans le sang, qui forme
les éléments du virus rabique.

De la continence prolongée, quelquefois absolue, résulte pour le mâle un engorgement des organes sécré-
teurs et excréteurs de la liqueur séminale, engorgement
souvent constaté et persistant après la mort, comme l'affirme M. Despiney. On ne peut contester que l'orgasme
vénérien non satisfait est une puissante et fréquente
cause de la rage spontanée, d'autant plus que c'est dans
les mois qui suivent les époques du rut, qu'il y a le plus
de chiens atteints de la rage confirmée. Les époques du
rut rendent compte de la fréquence extraordinaire de
la rage dans certains mois de l'année ; mais cette maladie se remarque néanmoins à toutes les époques, le besoin de la copulation se faisant sentir chez le mâle en
tous temps et dans toutes les saisons.

Le principe de la rage prend naissance dans cet animal, privé d'un de ses besoins les plus impérieux, il grandit par l'action souvent répétée de la même cause ou d'une autre, et finit par éclore, par produire ses effets, après une incubation dont la durée ne saurait être déterminée.

La rareté de la rage dans tous les pays où subsiste la proportion naturelle des sexes parmi les chiens que l'homme élève pour son agrément ou pour ses services, n'est-elle pas une preuve de l'influence qu'exerce sur la spontanéité de la rage la privation de cette fonction ? Toutes choses étant égales d'ailleurs, il ne reste que cette contrainte instinctive pour expliquer la différence numérique des cas de rage qu'on observe annuellement dans les différents pays. Un fait que je vais rapporter dans tous ses détails, établit à la fois l'influence de l'orgasme vénérien sur l'incubation de la rage canine, le danger de la morsure du chien pendant le rut, la possibilité de contracter la rage par une telle morsure, et la durée illimitée de l'incubation de la rage canine spontanée. Je dois la relation de ce fait à l'obligeance de M. le docteur Putégnat, de Lunéville, dont le nom seul doit en garantir l'authenticité. Ce fait a été publié par divers journaux de médecine, par le *Journal de la société des sciences médicales et naturelles de Bruxelles*, et fait l'objet d'une brochure adressée à l'Académie de médecine, dans laquelle on peut lire les réflexions de l'auteur.

2e *observation*. Le 1er janvier 1847, le nommé Gadon, âgé de neuf ans et demi, d'une constitution robuste, demeurant chez son père à Lunéville, fut mordu à l'avant-bras gauche par un chien de haute taille, chassé à coups de bâton d'une maison dans laquelle s'était réfugiée une chienne qu'il poursuivait avec ardeur.

Appelé immédiatement, le docteur Putégnat reconnut deux plaies profondes, ayant chacune environ $0^m 04$ de longueur, situées à l'avant-bras gauche, l'une au niveau de l'articulation radio-humérale, l'autre du côté opposé. Pas de cautérisation, le chien ne présentant aucun symptôme de rage. Au bout de dix jours, ces deux blessures furent complétement cicatrisées, et le malade rétabli.

Le 17 février, 47 jours après l'accident, cet enfant commença à se plaindre; il venait de parcourir rapidement 10 kilomètres. Agitation, céphalalgie. Le 18 février, mêmes symptômes plus prononcés. Deux sangsues derrière chaque oreille, eau froide sur la tête, pédiluves sinapisés, lavement laxatif, diète, tisane rafraîchissante, repos au lit, tête maintenue élevée sur un coussin de crin.

Le 19 février, à cinq heures du matin, cicatrices violacées, rougeâtres et comme boursouflées, violent mal de gorge, cris extraordinaires, grincement de dents et convulsions. Constriction pharyngienne extrême, salivation très abondante, bouche ouverte, langue pendante, horreur de l'eau, du vin, de sa tisane et de toute espèce de liquide, de la lumière, du brillant de tout corps poli ; frayeurs et tressaillements à chaque instant, au moindre bruit et à l'aspect des personnes qui sont dans sa chambre ; mouvements convulsifs extraordinaires, cris perçants et hurlements ; strabisme tantôt supérieur, tantôt inférieur, interne ou externe ; pouls lent et faible ; tranquillité de quelques minutes ; puis subitement des frayeurs, des soupirs, des cris, des sanglots, et des convulsions pendant lesquelles plusieurs personnes ne peuvent le contenir. Ce malheureux, qui a conservé toute son intelligence, reconnaît les personnes qui l'environnent, et parle avec elles dans l'intervalle de ses accès. A neuf heures, les convulsions sont plus effrayantes, des envies de mordre s'annoncent, mais le patient se retient, comme il le dit lui-même ; les symptômes de l'asphyxie apparaissent. Ainsi les pieds, les mains, les lèvres, deviennent bleuâtres, les yeux cernés, la figure bouffie ; point de délire, mais le malade a conscience de sa fin prochaine, il craint qu'on ne l'empoisonne. A onze heures, le facies est terreux, les convulsions sont aussi plus effrayantes, les extrémités froides, la salivation plus abondante. La figure est horrible, la bouche grimaçante est béante et remplie d'écume, les pupilles sont dilatées ; l'intelligence est encore intacte dans l'intervalle des accès. L'horreur des liquides, de la lumière, des objets brillants, de l'argent, subsiste toujours. Prostration très grande.

A midi, il meurt doucement par asphyxie, après une horrible convulsion, pendant laquelle il fut tourmenté par des envies de mordre. Durée des souffrances, quarante-huit heures.

Le chien, d'un naturel méchant et très irascible, fut

tué par ordre de police quelques jours après la mort de
l'enfant, mais sans avoir manifesté aucun symptôme de
la rage confirmée.

Il se trouvera des médecins qui douteront de la jus-
tesse de ce diagnostic, qui placeront ce fait sur le
compte du tétanos hydrophobique, dont le diagnostic
différentiel sera exposé plus loin, ou bien sur celui
d'une hydrophobie symptomatique d'un état morbide
inaperçu. A ces confrères nous répondrons que si c'est
un défaut de croire trop facilement, c'est aussi un défaut
de nier sans fondement. La sagacité, la haute intelligence de l'auteur de cette observation, non moins que
sa probité scientifique, ne doivent laisser aucun doute
sur les relations de cause à effet signalées dans ce fait ;
et, d'autre part, la marche de la maladie, ses symptômes,
sa terminaison, ne peuvent se rapporter à aucun autre
état morbide qu'à la rage.

Un enseignement pratique à déduire de ce fait, c'est
qu'on doit traiter comme venimeuses les morsures
faites par le chien dans les transports de la fureur vénérienne.

Chez l'homme, la continence forcée donne quelquefois
naissance à une névrose, le *satyriasis,* qui, porté à son
comble, présente la plupart des symptômes de la rage
spontanée des animaux, non-seulement l'hydrophobie
complète, mais encore cet engorgement de l'appareil de
la génération, que nous avons signalé chez les animaux.
Il ne manquerait souvent au satyriasis que le principe
contagieux pour devenir la rage véritable. (Voir Bache-

let et Froussard, *Causes de la rage*, p. 113.) Il y a dans ce rapprochement des effets d'une même cause un puissant argument en faveur de son action sur la spontanéité de la rage des carnivores. A ce point de vue, la rage spontanée des carnivores est une névrose contagieuse.

La fureur vénérienne n'étant autre chose qu'une forte colère, qui naît chez l'animal dont l'instinct se trouve comprimé, les anciens ont réuni sous le mobile de la colère tous les cas de rage spontanée qu'ils n'ont pu rapporter à d'autres causes. Pour nous, nous croyons devoir, pour la prophylaxie de la rage, séparer les faits qui se rapportent à la fureur vénérienne, de ceux qui se rapportent à la colère engendrée par d'autres contraintes, quoique très souvent on trouve ces deux causes réunies.

2° *Colère*. Toute gêne dans l'exercice de ses organes, de ses mouvements, développe chez le chien des accès de colère. Cet animal est né pour la liberté, pour le vagabondage; la nature paraît l'avoir destiné, avec les autres carnivores, à déblayer le sol des cadavres infectants des animaux d'autres espèces. L'esclavage, la domesticité, sont donc pour le chien des conditions d'existence contre nature, à plus forte raison la tenue en laisse, la muselière, qui le contraignent à l'immobilité, non moins que l'enchaînement dans des réduits obscurs. Cette organisation comprimée n'est-elle pas susceptible d'éprouver quelque changement moléculaire, pour donner naissance au virus si subtil de la rage, quand nous voyons le virus de la morve, bien plus matériel, surgir à moins de frais dans l'organisme du cheval ? Toutes les contraintes instinctives exercées sur le chien entretiennent la colère de l'animal, et, si elles sont permanentes, elles nourrissent une colère permanente. La colère n'est que l'expression d'une souffrance organique ou instinctive : c'est donc cette dernière qui engendre la rage, à la manière de la privation de la fonction génératrice dans l'orgasme vénérien. C'est pour continuer le langage des anciens, que nous dirons que la colère est une des causes de la rage : elle provoque son incubation et la rend inoculable à l'homme.

Nous allons donc examiner les suites des morsures du chien en colère, et, comparativement, les suites de la morsure de l'homme pendant les accès de colère.

Arétée, Cælius Aurelianus, disent que la colère peut développer la rage chez tous les animaux et même chez l'homme *(qualis à veneno)*.

F. Hoffmann regardait la rage comme la continuité d'une colère extrême : *Rabies extrema et continua irascentia est.*

De tout temps, dit Sauvages (*Œuvres diverses*, tome II), on a regardé la morsure de l'homme et des animaux irrités, sans être enragés, comme venimeuse. Pouteau a exprimé la même idée, en disant que la rage peut bien être aussi une maladie de l'homme, si quelque passion violente, telle que la colère, vient à *fourvoyer* dans les glandes salivaires des sucs qui, dans l'état normal, ne devraient jamais y être admis.

Van Swieten a dit au sujet de la rage en général :
Videtur illud venenum per summum iræ furorem natum fuisse in corpore, non vero aliundè accessisse. A l'appui de cette opinion, il cite un jeune homme de vingt-neuf ans, d'un tempérament nerveux, qui, s'étant mordu au doigt, *summâ excandescens irâ,* mourut de la rage en vingt-quatre heures.

Malpighi donne l'histoire d'une femme qui devint hydrophobe et mourut à la suite d'une morsure que lui fit sa fille pendant une attaque d'épilepsie.

On lit dans le *Journal de médecine* de 1807 : « Un homme en colère en mordit un autre à la cuisse, à la main ; il ne survint pendant longtemps aucun accident ; mais enfin le venin déploya ses forces, causa de l'inflammation, de la fièvre, du délire, des convulsions ; la gangrène s'empara de tout le pied, et ce ne fut que par l'usage convenable de remèdes internes et externes, que le danger se dissipa. » L'auteur s'étonne que la morsure d'un homme puisse être aussi dangereuse. Fabrice de Hilden cite trois morsures faites dans la colère, et dont deux eurent des suites fort graves, mais guérirent pourtant. La troisième le concernait personnellement ; mais comme il prit de bonne heure quelques précautions, il n'en fut que légèrement incommodé.

Un violent accès de colère peut entraîner à sa suite, chez la personne qui l'éprouve, tous les symptômes de la rage, et la mort, témoin le fait de M. Druhen. (Thèse de Strasbourg, 1851.)

Examinons, comparativement, la gravité des morsures de l'homme atteint de rage communiquée.

Galien, Avicenne, Paul d'Egine, et presque tous les anciens, disent bien que les enragés mordent les autres et leur communiquent la maladie, mais ils n'en donnent aucun exemple. Paul d'Egine ajoute seulement qu'il a appris que deux personnes qui avaient contracté la rage d'un homme étaient échappées à la mort.

Sauvages (*Nosolog. méthod.*) dit que la rage communiquée à un homme par un autre homme, est moins virulente que si elle venait d'un chien ou d'un loup. Van Swieten partage la même opinion, mais sans citer aucun fait.

Morin (*Histoire de l'académie des sciences,* 1699) rapporte qu'un enfant enragé mordit une jeune fille de vingt ans, et que celle-ci eut tous les accidents de la rage ; mais, seize jours après la morsure, ajoute l'auteur, on s'avisa de la plonger dans un grand bain d'eau de rivière, où l'on avait fait dissoudre un boisseau de sel, et la malade fut guérie.

De cet aperçu nous pouvons conclure :

1° Que la morsure d'un homme atteint de rage communiquée n'est pas plus venimeuse ou virulente, pour un autre homme, que celle d'un homme transporté de colère par une vive secousse morale.

2° Que, si ces inoculations du liquide salivaire ne sont pas dangereuses pour nous, aucun fait ne prouve qu'elles soient aussi inoffensives pour d'autres espèces animales moins élevées.

3° Que les effets de ces morsures ressemblent assez à

la rage communiquée (puisque les anciens les ont con-
fondus avec cette dernière), pour qu'on ne puisse révo-
quer en doute la spontanéité de la rage canine, à l'état
d'incubation, au milieu des mêmes circonstances de secousses nerveuses produites par des contraintes instinctives ou par les mauvais traitements.

C'est à l'appui de cette dernière conclusion que
nous allons citer plusieurs faits, tant anciens que modernes.

Théodore Zwinger rapporte qu'un enfant mourut de
la rage, après avoir été mordu par un chien qui n'était
pas enragé. Cet animal n'avait qu'un ulcère à la patte,
qui le tourmentait au point de le rendre très irascible.
Son maître, voyant que ce chien léchait sans cesse et
même mordait sa patte, l'examina attentivement, et reconnut une petite tumeur, dont l'ouverture fut suivie
d'une guérison complète et du retour de l'animal à un
caractère paisible et tranquille.

Morgagni, loin de nier ce fait, comme la plupart des
auteurs modernes, le confirme par plusieurs autres
exemples. A considérer la plupart des observations,
ajoute-t-il, on reconnaît que la rage peut naître d'emblée, sous l'empire de la colère, et qu'elle s'est déve-
loppée plusieurs mois après des morsures faites par des
chats non enragés, comme sur les deux individus cités
par Lindernius et Brogianus, dont l'un avait été mordu
par un chat qu'il frappait, de sorte que la colère, plus
que la rage, peut faire naître cette dernière.

Un fait analogue, relatif à un chat furieux, en apparence non enragé, se trouve consigné dans le *Petit Journal* (n° du 10 mars 1867).

Chez les animaux sujets de ces observations, il est impossible de voir autre chose que le principe ou virus de la rage, à l'état d'incubation depuis un temps plus ou moins long, subissant un surcroît d'activité par l'effet de la secousse nerveuse produite par la colère, et transmis à l'homme, qui s'en trouve impressionné alors que l'animal le porte encore impunément.

Pour des faits semblables et de date récente, voir :

Archives générales de médecine, mars 1827, p. 440 ; observation de Marc.

Gazette des hôpitaux, année 1862.

Union médicale, année 1854.

Gazette médicale de Strasbourg, année 1862 : observation du docteur Chrétien, de Thann. Un exemple de transmission de la rage à l'homme par un chien muselé se trouve consigné dans la *Gazette médicale de Paris*, année 1857.

En somme, j'ai examiné avec attention 44 observations de rage communiquée, recueillies dans les différents journaux de médecine des époques subséquentes à l'année 1830, et j'ai trouvé 12 cas, sur 44, reconnaissant pour origine des chiens méchants, irascibles, mais en apparence bien portants.

Le moyen de résoudre la question de la durée de l'incubation de la rage canine spontanée, consisterait à tenir en observation les chiens qui transmettent la maladie dans un accès de colère, au lieu de prononcer sur-le-champ leur arrêt de mort.

En troisième lieu, nous devons signaler, comme causes occasionnelles de l'incubation de la rage spontanée, les contraintes instinctives qui exercent une action dépressive sur le système nerveux, celles que nous venons d'examiner exerçant une action opposée. Pour continuer le même langage, j'intitulerai *tristesse* ce dernier ordre de causes.

3° *Tristesse.* Les secousses morales dépressives exercent sur l'homme une telle influence, que souvent elles donnent lieu au développement de tous les symptômes de la rage ; tel est le fait rapporté par Mangor, et dont l'observation se trouve détaillée dans le *Dictionnaire des sciences médicales,* en 60 volumes, tome XXII, p. 353. — Chomel cite un fait analogue à ce dernier : « Une dame apprend la mort de son mari et en éprouve un violent chagrin ; elle meurt le huitième jour avec tous les symptômes de la rage. »

La terreur qu'inspire la morsure d'un animal suspect, rentre aussi dans cette catégorie des secousses morales dépressives. Son influence provocatrice des symptômes de la rage est telle, que des savants regardent cette secousse morale comme la seule cause des accidents rabiques, après morsure, et nient l'intromission d'un principe contagieux.

Pinel rapporte, dans sa *Nosographie philosophique,* qu'un jeune militaire, épouvanté par ses camarades qui étaient entrés à minuit dans sa chambre, éprouva à l'instant des convulsions affreuses. Des accès de rage se seraient déclarés le lendemain, il y en aurait eu plusieurs jusqu'à onze heures, époque de sa mort. Un effet plus innocent de ces secousses morales dépressives se fait sentir assez fréquemment chez des personnes à imagination frappée. Pour n'en citer qu'un exemple, nous dirons que Thémison, médecin de l'antiquité, ne put jamais décrire la rage, parce qu'il éprouvait des spasmes pharyngiens au souvenir seul de cette maladie, accidents nerveux qu'il avait contractés en donnant des soins à une personne atteinte de la rage.

Peut-on refuser au chien, par exemple, des secousses instinctives déprimant l'action nerveuse, à la manière des frayeurs et du désespoir chez l'homme ? On ne peut douter que le chien ne soit impressionné par la crainte et sujet à s'effrayer, quand on sent les pulsations de son cœur redoubler de fréquence, à la vue d'un objet, ou à la perception d'un bruit qui le fait japper. Les frayeurs n'ont sur le chien qu'une action passagère, parce que cet animal manque de mémoire et de jugement ; mais la fréquence de ces impressions ne peut-elle pas suppléer à leur durée, et agir de la même manière que les accès de colère sur le développement spontané de la rage ? L'attachement du chien pour son maître est parfois si développé, qu'on ne peut l'en séparer sans qu'il pousse des cris de désespoir. On ne peut considérer comme des fables ces faits relatifs à des chiens qui, après la mort de leurs maîtres, auraient fui le logis, pour aller dans quelques coins isolés mourir de la rage.

L'agrégé Wieger, de la faculté de médecine de Strasbourg, s'est offert un jour à nous fournir des observations de rage spontanée canine ne reconnaissant pas d'autre cause occasionnelle que ce genre de désespoir.

Après l'examen des causes de l'incubation de la rage, nous devons naturellement examiner ce dernier point de l'histoire de cette maladie.

VIII. *Incubation de la rage.*

Dans la rage communiquée, nous appelons *incubation* le temps qui s'écoule entre le moment de l'inoculation du principe virulent et l'apparition des symptômes de la rage. Dans la rage spontanée, ce laps de temps ne saurait être déterminé, puisque la rage éclate quand, sous l'influence des causes prédisposantes et déterminantes, son principe a acquis assez de force pour produire ses effets dans l'organisme où il a pris naissance. Dans ce dernier cas, l'incubation existe néanmoins, et ce qui le prouve, ce sont les cas de rage communiquée à l'homme par des chiens en apparence bien portants, et qui ne deviendraient malades peut-être qu'à une époque très éloignée de celle où ils ont transmis la rage, si, au lieu de les abattre, on les tenait en observation. L'homme étant moins réfractaire au principe de la rage que les animaux carnivores, il n'est pas besoin pour lui que ce principe soit aussi mûr, aussi puissant que pour les animaux.

La rage communiquée elle-même n'a point de limites fixes pour la durée de son incubation ; seulement les faits prouvent qu'elle n'éclate pas avec ses symptômes avant la complète cicatrisation des plaies d'inoculation.

Si c'est là le terme de sa durée *minimum*, quelle sera sa durée *maximum*? Pour cela examinons les faits.

Dans les quarante-quatre observations de rage communiquée à l'homme, que nous avons recueillies dans les journaux de médecine, nous avons trouvé, pour la durée de l'incubation, les chiffres suivants :

12 à 20 jours. . . .	2 cas.
20 à 30 jours. . . .	8
30 à 50 jours. . . .	11
50 à 60 jours. . . .	7
2 mois à 6 mois . . .	10
6 mois à 1 an . . .	4
18 mois	1
7 ans	1

L'enquête sur la rage a constaté, dans l'espace de dix ans, cent quarante-sept cas de rage humaine communiquée, ainsi répartis quant à la durée de l'incubation :

30 jours dans	26 cas.
1 à 3 mois dans	93
3 à 6 mois dans	19
6 à 12 mois dans	9
	147

Si nous prenons la moyenne de ces deux tableaux, nous avons pour la durée la plus habituelle de l'incubation, un nombre compris entre trente et cinquante jours.

Aëtius (lib. ix, p. 107) fixe à quarante jours la durée la plus habituelle de l'incubation de la rage.

Enaux et Chaussier donnent un terme de huit à neuf jours pour le temps de l'incubation chez les animaux, chiens, bœufs, etc., et un terme de trente à quarante jours pour la durée de l'incubation chez l'homme.

M. Watrin dit qu'après quarante jours, il est très rare qu'un animal mordu devienne enragé. (LE CŒUR, *Etudes sur la rage.*)

Il paraît prouvé par les faits, que :

1° La transmission de la rage canine spontanée ne comporte pas une incubation de plus de quarante jours, chez l'homme aussi bien que chez les animaux.

2° La transmission de la rage canine communiquée au premier degré comporte une incubation un peu plus longue chez tous les animaux, ainsi que chez l'homme.

3° La transmission de la rage canine communiquée au deuxième degré n'est plus que rarement possible pour les animaux carnivores des genres *canis* et *felis*, tandis qu'elle se fait avec une très grande facilité dans la classe des herbivores, et comporte une incubation de moins de cinquante jours dans la généralité des cas.

A en juger par analogie, puisque l'homme est placé sur la même ligne que les animaux herbivores à l'égard de la rage canine, il semble qu'on pourrait fixer à cinquante jours la durée la plus longue de l'incubation de la rage humaine communiquée, puisqu'il n'est aucun fait à l'appui d'une plus longue incubation dans la classe des herbivores. Mais remarquons que ces derniers sont moins influencés que l'homme par les causes détermi-nantes de la rage spontanée, en raison du faible volume relatif de leur système nerveux, notamment de l'encéphale : leur stupidité les préserve des grands troubles nerveux.

Pour les animaux carnivores, et pour l'homme principalement, il n'en est plus de même. Ces causes déterminantes de la rage spontanée venant à agir disposent et préparent le terrain qui convient à l'éclosion du principe inoculé, si, dans tous les cas, elles n'y ajoutent pas un nouveau principe. Il suffit, du reste, que la résistance des nerfs soit affaiblie jusqu'à un certain point, pour donner plus de prise à un virus qui n'a pas été expulsé par des moyens convenables.

Toutes ces raisons nous font admettre que la rage humaine communiquée n'a pas de limite extrême pour la durée de l'incubation, et qu'elle peut éclater, dans certaines conditions, après un long espace de temps, une année et plus, si, comme dans le fait de M. Simiac (Voir *Gazette des hôpitaux, 1866*), l'organisme a été soumis à de fortes émotions. Toutefois, on a d'autant plus de chance d'y échapper, qu'on est plus loin de ce délai de 50 jours qui paraît limiter l'évolution naturelle et spontanée de l'incubation chez un individu bien constitué, et sans le concours des causes déterminantes de la spontanéité de la rage.

La rage spontanée pouvant exister à l'état d'incubation, chez le chien, peut-être une année et plus après que ce dernier a transmis la rage à l'homme, il n'y a pas de raison pour nier les longues incubations dans l'espèce humaine.

Il est aussi facile de concevoir la naissance du virus de la rage dans le corps d'un animal carnivore, sous l'influence de la fatigue nerveuse, que celle du virus de la morve dans le corps du cheval, sous l'influence d'un travail excessif et d'efforts musculaires exagérés. Si M. Bouley attribue le virus de la morve à une suroxydation du sang, et M. Renault à un défaut d'oxygénation, deux avis opposés, mais unanimes sur la cause première ou *fatigue musculaire*, nous dirons que la fatigue nerveuse peut bien aussi amener des altérations moléculaires, et l'apparition d'un principe qui a beaucoup de rapport avec les virus.

Il n'est pas donné à l'homme de découvrir le mystère de la formation des virus, il lui est donné tout au plus d'apprécier les conditions dans lesquelles ils s'engendrent. Si donc le virus de la rage se développe dans les animaux carnivores sous l'influence des contraintes instinctives, il est probable qu'il tend aussi à se développer dans l'homme sous l'influence des contraintes morales. Si, d'autre part, les contraintes morales jouent parfois ce rôle, on comprend quelle puissante impulsion elles peuvent donner au principe rabique inoculé par morsure, pour abréger l'incubation dans certains cas, et pour mettre un terme à celle-ci quand elles n'agissent qu'à une époque très éloignée du moment de la morsure. On comprend aussi l'impossibilité de déterminer quelquefois la part qui revient à la morsure, et celle qui est due à l'affaissement nerveux, dans les manifestations de la rage humaine communiquée.

IX. *Diagnostic différentiel de la rage humaine communiquée.*

Ayant exposé précédemment les symptômes de la rage, et par là le diagnostic symptomatologique de la rage, je crois inutile de revenir sur ce dernier, parce qu'il n'est pas toujours un moyen sûr de diagnostic différentiel. L'anatomie pathologique, aussi bien que la marche et la terminaison de la rage, n'ont rien de pathognomonique, et l'aphorisme : *Naturam morborum curationes ostendunt,* nous éclaire d'une manière incertaine dans le diagnostic différentiel de cette maladie. Dans un grand nombre de cas, c'est donc sur l'étiologie seule que repose ce diagnostic différentiel.

Les maladies qu'on peut confondre, par les symptômes, avec la rage humaine communiquée, sont : le tétanos hydrophobique, la rage symptomatique, et la rage essentielle.

1º *Diagnostic différentiel de la rage humaine communiquée et du tétanos hydrophobique.* Dans la rage, convulsions cloniques, sensation d'un corps étranger arrêté dans le pharynx, altération spéciale de la voix. Dans le tétanos hydrophobique, début des convulsions avant la cicatrisation complète des plaies par le *trismus* ou resserrement des mâchoires, convulsions toniques.

Une observation de ce genre de tétanos, recueillie par le docteur Kern, et relatée dans la *Gazette médicale de Paris* (1849), est plus propre à nous faire saisir ses caractères que la plus longue description.

3ᵉ *observation.* Un enfant de quatre ans avait

saisi une poule et s'était assis à terre pour s'amuser. Le coq, irrité par les cris de la poule, s'élance sur l'enfant, et lui donne sur le front de violents coups de bec.

Pendant huit jours, on ne fait aucune attention à ces légères blessures ; le huitième jour, par une température froide et humide, l'enfant accuse une forte douleur dans l'une des plaies occupant la région temporale, plaie de laquelle s'écoule un peu de pus. — Nuit agitée. — Vers le matin, troubles spasmodiques qui se renouvellent chaque fois qu'on donne à boire à l'enfant.

A onze heures, tétanos presque complet, violent trismus, écoulement d'écume et de salive, fixité du globe de l'œil, contraction de la pupille, opisthotonos, rétraction du bas-ventre et des testicules, érection du pénis, paralysie des extrémités inférieures et mouvements convulsifs des supérieures. Sueurs profuses, pouls petit, dur, convulsif, à 90. Suppression des urines et des selles.

On cherche à élargir les trois petites plaies, dont deux étaient presque cicatrisées ; on y applique un emplâtre irritant ; lavements de tabac, suivis d'une légère rémission, dont on profite pour donner un peu de lait avec du laudanum ; mais à peine ce liquide est-il dans la bouche, que des crampes générales se déclarent avec une effrayante intensité. Bains alcalins qui déterminent des congestions, affusions froides sur la tête et sur les reins, saignée du bras.

Les accidents spasmodiques ont des rémissions de plus en plus courtes ; la sensibilité s'exalte, au point que tout objet brillant, vitres de fenêtres, verre, bague, etc., et même tous les mouvements de déglutition, provoquent les convulsions les plus violentes.

Mort par asphyxie entre trois et quatre heures, après quarante-huit heures de souffrances.

Ce fait n'est autre chose qu'un *tétanos traumatique* suivi d'une hydrophobie très intense, distinct de la rage par l'invasion de la maladie huit jours seulement après l'accident, alors que les blessures n'étaient pas encore cicatrisées, et par les convulsions toniques ayant débuté par un violent trismus.

Ce n'est donc pas un cas de rage, et, par analogie, nous pouvons conclure que les faits analogues rapportés par Cælius Aurelianus et par Le Cat, l'un relatif aux coups de bec d'un coq, l'autre à ceux d'un canard, sont au même titre des cas de tétanos hydrophobique.

Parmi les observations des auteurs anciens et du siècle dernier, il en est plusieurs qui se rapportent au tétanos hydrophobique et non à la rage : ce sont les cas où les symptômes rabéiformes ont éclaté avant la complète cicatrisation des morsures. Dans ce cas se trouve l'observation de Pouteau, relative à un voïturier qui serait mort de la rage quelques heures après avoir été mordu par un chien qu'il frappait.

En effet, de toutes les observations des auteurs modernes, aucune n'est signalée par moins de dix à quinze jours d'incubation, temps le plus souvent nécessaire à la cicatrisation des plaies.

Selon nous, la rage n'est admissible après morsure,

qu'après la cicatrisation complète des plaies. Le meilleur signe de la rage communiquée se trouve dans les phénomènes qui se passent à l'endroit de ces dernières, phénomènes que nous avons mentionnés à l'article symptomatologie. — Les plaies des morsures sont-elles encore ouvertes à l'époque des accidents rabéiformes, ce peut être un tétanos hydrophobique; ces plaies sont-elles fermées, toute idée de tétanos traumatique doit être écartée.

2° *Diagnostic différentiel de la rage humaine communiquée et de la rage symptomatique.* La rage symptomatique, ou hydrophobie symptomatique, n'existe que comme complication de divers états morbides, dont elle constitue un symptôme. Elle ne survient généralement que sur la fin de ces diverses maladies; elle peut réunir, et réunit souvent, tout l'ensemble des symptômes de la rage communiquée, et se termine aussi rapidement par la mort. — Voici les principaux états pathologiques qui sont signalés par les auteurs pour avoir présenté quelquefois les symptômes de la rage :

1° Affections fluxionnaires, rhumatismales et inflammatoires.

2° Fièvres nerveuses.

3° Fièvres exanthématiques
{ milliaire.
variole.
scarlatine.
rougeole.

4° Lésions cérébrales
{ épanchements de sang.
commotions.

5º Suppression brusque d'excrétions (sueur.
   habituelles,   (menstruation.

6º Névrose : — hystérie.

7º Empoisonnement par
- l'asarum.
- le datura stramonium.
- l'arsenic.
- l'huile rance de certains fruits.
- les boissons alcooliques. (*Union médicale,* 1857.)

8º Pertes exagérées de
- sang. (*Bulletin de Thérapeutique,* 1839.)
- lymphe. (*Union médicale,* 1852.)
- sperme. (*Gazette des Hôpitaux,* 1858.)

9º Affections vermineuses. (Voir *Gazette des Hôpitaux,* 1854.)

La plupart de ces maladies sont faciles à diagnostiquer, et, si l'hydrophobie vient les compliquer, c'est toujours vers leur période finale, tandis que la rage communiquée commence d'emblée par des symptômes cérébraux, et a toujours été précédée d'une période d'incubation et d'une morsure dont la cicatrice présente alors des phénomènes insolites.

Mais si un même sujet hydrophobe est atteint d'une de ces maladies et porte les traces d'une ancienne morsure de chien, il sera difficile de faire la part de chacune de ces causes déterminantes, de la maladie primitive ou de la morsure. Dans ce cas, à défaut d'autres preuves, on invoquera l'intensité et la succession des symptômes rabéiformes, l'état de la cicatrice, et on devra avoir recours aux inoculations sur des animaux inférieurs pour s'éclairer sur la nature de la maladie.

3° *Diagnostic différentiel de la rage humaine communiquée et de la rage essentielle.* La rage essentielle, ou hydrophobie essentielle, se développe chez l'homme sous l'influence des mêmes causes déterminantes que la rage spontanée des animaux qui lui correspond. Ce sont des secousses morales exaltant ou déprimant le système nerveux, telles que la colère, les passions violentes, la terreur, le désespoir.

Il est souvent difficile de distinguer la rage essentielle de la rage communiquée, car les symptômes, la marche et la terminaison peuvent être les mêmes dans les deux cas. Quelquefois, il est aussi difficile de les distinguer par les causes déterminantes, car ces mêmes causes morales qui la développent, sont aussi celles qui déterminent souvent l'éclosion de la rage communiquée, en mettant un terme à l'incubation de cette dernière. Si un individu tombe dans la rage sous l'impression d'une violente secousse morale, il sera difficile de faire la part de cette cause et d'une morsure qui daterait de plusieurs années. Dans un pareil cas, on n'aura souvent, comme moyen de diagnostic différentiel, que les phénomènes cicatriciels, dont l'existence ou l'absence fera admettre ou rejeter l'influence de la morsure ; dans ce cas rentreront les observations de Bouillod (*Bulletin de thérapeutique,* 1845), de Chirac, de Schmidius (*Annales des curieux de la nature*).

L'observation rapportée par Mangor, relative à un homme qui mourut hydrophobe, ainsi que sa femme, observation mentionnée par le *Dictionnaire des sciences médicales* en 60 volumes, est un double exemple d'hydrophobie essentielle due aux émotions tristes.

X. *Analogie entre la rage spontanée humaine et la rage spontanée des animaux.*

Les manifestations symptomatiques de la rage spontanée humaine sont les mêmes que celles de la rage spontanée des animaux transmise à l'homme par morsure, à part l'intensité et quelques variations légères dues aux tempéraments et aux constitutions, et qui se retrouvent dans toutes les maladies, même dans les maladies spécifiques. Il est plus que douteux que la rage spontanée des animaux ne puisse jamais être symptomatique d'un état pathologique rentrant dans l'une des classes que nous avons énumérées au sujet de la rage humaine symptomatique.

La rage spontanée des animaux reconnaît généralement pour cause des contraintes instinctives, comme la rage spontanée humaine, qui lui correspond, est déterminée par des contraintes morales. Par quoi peuvent différer deux maladies dont la symptomatologie, l'étiologie, la marche, la terminaison, sont les mêmes ? De lésions anatomiques caractéristiques, il n'y en a pas plus chez l'animal que chez l'homme. La rage spontanée des animaux ne laisse dans les cadavres que les traces d'une névrose, qui a amené la mort par asphyxie, à moins qu'elle n'ait compliqué une maladie organique. Il en est ainsi de la rage spontanée humaine. On est donc amené à regarder la rage en général comme une névrose contagieuse spécifique.

S'il existe des virus qui altèrent à un si haut degré les solides et les liquides, ne peut-il pas s'en trouver qui agissent spécialement sur le fluide nerveux, sans imprimer aux solides ni aux liquides des modifications appréciables par nos moyens d'investigation ? Voyons ce que dit à ce sujet F. Hoffmann : *Non modo rabies, sed etiam vehementiores animi affectus in corpore humano, ut terror et ira, totam lymphæ massam venenatâ qualitate imbuunt, id quod clarissimè ex eo apparere puto, quod infantes ex assumpto lacte nutricis, quæ brevis ante irâ vel terrore perculsa fuit, in gravissima pathemata, convulsiva, epileptica, et sævissima alvi tormina, incidant, non secùs ac si veneni quid illis fuerit propinatum.*

Est-il plus difficile de concevoir une altération spécifique de la salive par l'intermédiaire du sang, sous l'empire des grands troubles nerveux, que celle de la sécrétion lactée? Nous ne pouvons nier les transformations atomiques de la matière, pour ce seul motif qu'elles ne tombent pas sous nos sens. — Il existe dans la nature trop de phénomènes de ce genre que nous ne connaissons que par leurs effets.

Nous avons vu que le virus de la rage ne se comporte pas en tous points comme les autres virus connus, et qu'il se rapproche des venins, ou poisons animaux, sous plus d'un point de vue. — C'est donc un principe *sui generis*, qui peut naître dans certaines constitutions sous l'influence des mêmes causes, qui développeront un tout autre état morbide dans d'autres constitutions. — Pour toute maladie, il y a la graine et le terrain. — Il existe de nombreux exemples de métamorphoses humorales sous l'influence d'un trouble nerveux ; à part celle de la sécrétion lactée, n'avons-nous pas celle de la sueur, qui devient fétide dans certaines convulsions et dans l'épilepsie ? N'avons-nous pas celle de la sécrétion biliaire, qui devient sucrée quand on irrite un certain endroit de la moëlle allongée (Cl. Bernard) ? — Nous pourrions citer aussi l'altération de la chair de certains poissons à l'époque du rut, notamment celle du barbeau, qui, au rapport de Moquin-Tandon, devient un aliment dangereux. (Voir *Histoire naturelle médicale*, par Moquin-Tandon.)

On peut donc conclure que si le principe de la rage s'engendre dans les animaux carnivores sous l'influence d'un grand trouble nerveux, comme le démontrent les faits, ce même principe tend aussi à se développer dans l'homme sous la même influence ; que si dans ce dernier cas il est moins violent, moins contagieux, c'est parce que la raison dont jouit l'homme, à l'exclusion des autres animaux, modère la fougue de ses passions, arrête sa colère et remonte son courage. La raison agit puissamment contre la terreur ; aussi les troubles nerveux produits par cette cause sont-ils moins souvent suivis d'une hydrophobie mortelle que ceux de la colère et du désespoir. — C'est ainsi que le traitement moral, par les reliques de saint Hubert ou par le moyen d'autres amulettes, retarde souvent l'éclosion de la rage, après morsure venimeuse, quand il est appliqué à un individu confiant en ces moyens, ce qui a lieu quand le principe inoculé est trop faible pour agir seul, sans le concours d'autres circonstances déterminantes et adjuvantes.

Nous devons souhaiter que les expériences d'inoculation démontrent bientôt la nature de la rage humaine communiquée, et celle de la rage spontanée humaine.

Le temps nous manque pour parler de la prophylaxie de la rage, qui, du reste, se déduit, à notre point de vue, des considérations précédentes ; et le traitement de la rage déclarée n'est pas plus efficace aujourd'hui qu'il y a trois mille ans. Puissent ces matériaux, ces quelques idées, servir de base à un travail savant et complet !

(Cette seconde partie du travail de M. Matton n'a été adressée à la Société de Médecine qu'après l'ouverture du pli cacheté, et cette compagnie croit devoir en prévenir le lecteur.)

Pronostic de la rage.

La gravité du pronostic de la rage varie suivant qu'on envisage cette maladie dans l'une ou l'autre de ses trois périodes.

Dans sa première période, celle de l'incubation, on peut, dans la plupart des cas, la guérir, soit en atta-

quant les causes de la rage spontanée : « *sublatâ causâ,
tollitur effectus,* » soit en détruisant le virus rabique,
dont on connaît le siége quand il est communiqué.

Dans sa deuxième période, celle de l'invasion, le pronostic est grave, mais il présente encore à la thérapeutique des chances de guérison.

Enfin, dans sa troisième période, celle des convulsions hydrophobiques, la rage est le plus souvent mortelle, ce qui a fait dire, mais à tort, que cette maladie
est incurable. Si nous considérons que les convulsions
de l'hydrophobie sont les plus dangereuses de toutes les
formes convulsives connues, par leur violence, par les
congestions qu'entraîne la fréquence des accès, et surtout par leur siége dans l'appareil préposé à l'hématose,
qui se trouve bientôt compromise, nous comprendrons
pourquoi elles sont le plus souvent suivies d'une terminaison fatale. La mort en est la suite ordinaire, quand
même les convulsions hydrophobiques sont essentielles
ou symptomatiques d'un autre état morbide. Puisque
les grands troubles nerveux modifient la composition
du sang et altèrent ce fluide nutritif, il y a dans les convulsions hydrophobiques plus d'un élément incompa-
tible avec la vie, sans qu'il soit nécessaire d'accuser, toujours et dans tous les cas, la présence d'un virus venu
du dehors.

Nous ne devons donc pas, à l'exemple de quelques
auteurs, mettre forcément sur le compte de la rage
communiquée, tous les cas de convulsions hydrophobiques suivis de mort, et, réciproquement, regarder

comme une névrose pure et simple, les quelques cas d'hydrophobie dont la guérison est garantie par des auteurs recommandables. Quel que soit le principe d'une maladie, contagieuse ou non, peut-on refuser à ce principe d'être plus ou moins fort, et de lutter contre un organisme plus ou moins fort? Le principe du choléra, même à la période ultime de son évolution, n'épargne-t-il jamais quelques sujets?

Tout ce que nous savons du pronostic de la rage, c'est que cette maladie est d'autant plus dangereuse qu'elle s'éloigne davantage de son début, et que, arrivée à la période hydrophobique, il ne faut qu'un petit nombre d'accès d'une certaine intensité, pour la mettre au-dessus des ressources de l'art.

On peut guérir cette maladie par plusieurs moyens : les uns locaux, qui constituent le *traitement local ;* les autres généraux, qui constituent le *traitement général.*

1º *Traitement local.*

Le traitement local consiste à détruire sur place, dans le lieu des morsures, le virus rabique. Ce traitement n'est applicable qu'à la rage communiquée, car, dans la rage spontanée, le principe morbifique naît dans la masse du sang, qui fournit à toutes les glandes les éléments de leurs sécrétions.

Les carnivores atteints de la rage spontanée à l'état latent ou d'incubation, ou mieux de *rage incubante,* peuvent nous en communiquer le principe par morsure ; nous en avons cité nombre d'exemples à l'article *Etio-*

logie. Ceux, au contraire, qui sont atteints de la rage par communication, ne peuvent nous en transmettre le principe par morsure, qu'après la période d'incubation, autrement dit après l'apparition des premiers symptômes de la rage confirmée.

Examinons les faits, et nous ne verrons aucun cas de rage communiquée qui ait été secondairement transmis à l'homme par morsure, pendant sa période d'incubation, tandis que c'est chose ordinaire pour la rage spontanée.

Il semble qu'on peut conclure de là que, dans la rage spontanée, l'incubation se fait dans la masse du sang, tandis que dans la rage communiquée, elle s'opère dans le lieu de l'inoculation, dans l'endroit des morsures, le virus n'arrivant aux glandes salivaires que dans la période de la rage confirmée.

Pour nous assurer de ce fait, nous n'avons qu'à inoculer à des herbivores, du tissu pris dans les plaies des morsures à différentes époques de l'incubation, en même temps que la salive du même sujet.

S'il y a un intérêt immense à découvrir chez les animaux des signes certains de la rage spontanée *incubante,* il n'y aurait pas moins d'avantages à soustraire ces animaux aux causes de la rage spontanée.

L'observation nous prouve que la rage spontanée *incubante,* transmissible à l'homme par morsure, peut surgir dans les conditions suivantes :

1° Chez le chien d'un caractère devenu hargneux, à force d'être harcelé ;

2° Chez le chien habituellement muselé ou enchaîné ;

3° Chez le chien de salon, privé de toute liberté ;

4° Chez le loup et le chien de toute classe (les mâles surtout), à l'époque du rut, conséquence de la disproportion des sexes ;

5° Chez le chien habituellement triste ou affecté de quelque mal chronique.

Toute morsure faite dans l'une ou l'autre de ces conditions doit être regardée comme venimeuse, et traitée de la même manière qu'une morsure faite par un chien qui présente tous les symptômes de la rage confirmée.

La théorie de l'incubation sur place du virus rabique inoculé est admise non-seulement par tous les auteurs anciens, mais encore par la plupart des modernes, entre autres par Piorry, qui, dans un discours prononcé en 1862, devant l'Académie de Médecine, s'exprimait ainsi : « Il y a lieu de supposer que le siége primitif de la rage, que le point de départ des terribles accès qui la constituent, n'est autre que la plaie infectée par le virus rabique ; que l'incubation de celui-ci se fait dans cette blessure comme l'incubation de la vaccine a lieu dans la petite plaie de l'inoculation. Tandis que cette incubation ne durerait que trois ou quatre jours dans la vaccine, elle persisterait beaucoup plus de temps dans la rage. Pour celle-ci, une modification dans les nerfs de la plaie (qu'un nombre considérable de faits portent à croire être une vibration, une *névropallie*) est le premier phénomène de chaque accès ; que cette névropallie s'étend à l'axe nerveux, à la huitième paire, aux nerfs qui se distribuent aux glandes de la bouche ou à celle de la salive, et que de là résulte un tel changement dans la constitution des liquides formés par ces organes, qu'ils deviennent susceptibles de communiquer le même mal. L'extension de la névropallie à l'axe nerveux et aux nerfs de la tête et du cou expliquerait convenablement les accidents terribles qui ont lieu vers la bouche, le pharynx et les nerfs respirateurs. »

M. Piorry se fonde dans son opinion sur un fait qui s'est présenté dans sa pratique, et qui a été suivi de guérison à l'aide du traitement suivant : morsures immédiatement lavées à grande eau, puis cautérisées énergiquement avec un fer rougi à blanc ; guérison en quelques jours. Vers le trente-sixième jour après l'accident, M. Piorry constata sur le siége des morsures une éruption de pustules plates très nombreuses, qui se touchaient presque les unes les autres, et qui étaient entourées d'un limbe rouge, en tout semblables à l'éruption variolique parvenue au sixième ou septième jour. Une douleur vive existait sur le lieu où on les observait, conjointement avec les autres symptômes très prononcés de l'invasion de la rage : cris de terreur, refus des boissons, paroles brèves, menaçantes, yeux rouges étincelants de fureur, et cependant la malade ne se préoccupait pas le moins du monde de sa morsure. Chacun était convaincu que cette dernière allait périr de la rage, et M. Piorry lui-même partageait cette triste conviction. Le seul traitement actif qu'il fit, fut de cautériser les pustules le plus fortement possible, ainsi que l'ulcération avoisinante, avec l'azotate d'argent. Cette cautérisation fut répétée le lendemain ; peu à peu les accidents cessèrent, la plaie et l'éruption guérirent, et la malade se rétablit complétement. (*Journal du Progrès*, tom. II, p. 44.)

C'est à Celse que nous devons la base d'un traitement local rationnel de la rage : destruction sur place du virus par le feu. Galien comptait plus sur le feu que sur aucun caustique minéral, et c'est encore aujourd'hui l'opinion générale. Les anciens, après avoir détruit par le feu les parties infectées, suivaient une pratique peut-être plus rationnelle que celle des modernes : ils entretenaient la suppuration dans les plaies pendant 30 à 40 jours, au moyen de topiques irritants à l'état de pommades ou d'onguents, dans le but d'y arrêter plus sûrement le reste du principe virulent et d'en provoquer la sortie.

Avec le moyen âge, la méthode de Celse fut abandonnée pour faire place aux arcanes les plus absurdes, dans lesquels ont été essayées tour à tour la plupart des substances des trois règnes de la nature. Toutefois, le moyen âge, comme Oribase nous l'apprend, conserva la pratique de faire suppurer les plaies pendant 30 à 40 jours, mais en attribuant aux pommades et aux onguents, employés localement, des propriétés spécifiques, celles de dissoudre ou de neutraliser le virus.

A. Paré remit en vigueur l'usage du cautère actuel ; et Lieutaud, Van Swieten, Sauvages, surent en apprécier les effets, en y joignant, les uns, comme Lieutaud et Portal, les scarifications autour des morsures, pour produire un dégorgement des vaisseaux veineux ; les autres, comme Enaux et Chaussier, l'usage des ventouses et des vésicatoires en application sur les plaies, pour favoriser la sortie du venin. Vers l'année 1831, M. Pravaz employa l'électricité pour cautériser les morsures venimeuses ; il dit avoir eu à s'en louer, parce qu'elle ne nécessite pas de débridements préalables, agit dans la profondeur comme à la superficie, neutralise chimiquement le virus déposé dans les plaies, et détermine à distance, dans les vaisseaux capillaires, une contraction qui s'oppose à l'absorption.

M. Renault d'Alfort affirme qu'il n'a pas encore vu la rage éclater chez aucun des nombreux animaux dont il a cautérisé à fond, par le fer rouge et dans les 24 heures, les morsures virulentes ou les plaies d'inoculation. (*Recueil de médecine vétérin.*, 1852, p. 699.)

Un principe morbifique qui reste 24 heures dans une plaie avant d'être absorbé, est d'une nature bien réfractaire à l'absorption pour certains animaux, et il n'y a pas de raison pour que ce même principe ne puisse tout aussi bien y rester de 40 à 50 jours, jusqu'à ce qu'il ait subi quelque élaboration qui le rende absorbable. Une fois dans le sang, le virus rabique, dissocié dans ses éléments, jetterait le trouble dans tout le système nerveux, et serait susceptible d'être concentré de nouveau par les glandes salivaires. A en juger par la rapidité de l'absorption du même principe chez les oiseaux, auxquels Breschet l'a inoculé, on croirait invraisemblable la conséquence que nous venons de déduire de l'assertion de M. Renault ; mais nous savons que

Le vrai peut quelquefois n'être pas vraisemblable.

C'est à l'expérimentation de trancher cette question.

La pratique à suivre dans le traitement local se résume en ces quelques lignes :

1° Cautériser les morsures avec le fer rouge, le plus promptement possible après l'accident dont elles sont la suite ;

2° Laisser suppurer les plaies ou ne rien faire pour en provoquer la cicatrisation ;

3° Après la durée habituelle de l'incubation, si des phénomènes cicatriciels se présentent, cautériser de nouveau et à plusieurs reprises ;

4° Dans ce dernier cas, recouvrir le pourtour des parties ainsi détruites par un vésicatoire dont on pansera la plaie avec des préparations narcotiques.

Tel est le traitement local le plus rationnel à suivre, dans l'état actuel de nos connaissances sur la manière d'être du *contagium* rabique.

Nous allons rechercher maintenant s'il existe des moyens généraux susceptibles de suppléer au traitement local, soit en neutralisant le virus dans l'économie, soit en modifiant la constitution, soit en attaquant les symptômes de la rage.

2° *Traitement général.*

Les indications qui se présentent dans le traitement général varient, selon qu'il s'agit de la période d'incubation ou de la période de la rage confirmée. Dans le premier cas, il faut prévenir la rage confirmée, et, dans le second cas, il faut attaquer cette dernière par ses symptômes. Nous exposerons donc successivement les moyens généraux employés pour préserver de la rage confirmée, ou le traitement général prophylactique, et ceux qui ont été mis à l'épreuve pour guérir cette dernière, traitement général symptomatique.

a) Traitement général prophylactique. Les personnes qui de nos jours croient encore qu'il existe dans la nature une substance ayant la propriété de neutraliser ou de détruire, par une action chimique, le virus de la rage engagé dans le torrent circulatoire, sont dans l'erreur la plus profonde. La chimie nous démontre à chaque instant l'impossibilité de neutraliser un poison minéral, dès que ce dernier a été absorbé par les veines de l'estomac ou de l'intestin, et nous voudrions réaliser ce phénomène à l'égard d'un principe si subtil, dont nous ne connaissons que les effets !....

Les anciens prescrivaient à l'intérieur, conjointement avec le traitement local, diverses substances auxquelles ils attribuaient cette chimérique propriété, d'aller neutraliser ou détruire le virus rabique dans l'appareil circulatoire. L'antidote de Celse était une réunion de trente produits végétaux, choisis parmi les narcotiques et antispasmodiques, les stimulants et les purgatifs ; à ces derniers se joignirent plus tard les toniques, pour former le mithridate et la thériaque ; Galien prescrivait et vantait la thériaque.

L'alyssum *(α privatif, et λυσσα, rage)*, prescrit par Dioscoride, dut son nom à cet usage. Le *ruta graveolens*, autre stimulant, fut en vogue pendant plusieurs siècles comme un des plus efficaces préservatifs.

Ceux qui supposaient au virus des propriétés âcres, conseillaient les plantes astringentes ; le cynorrhodon, comme l'indique la racine du mot, la pimprenelle, le mouron rouge, l'oseille, etc., occupèrent successivement la confiance du crédule public. De nos jours, il y a lieu de s'étonner de voir encore recommander, à titre de spécifiques, des plantes telles que le *cynanchum excelsum* (simple purgatif), l'*alisma plantago*, l'*asparagus officinalis*, le *quercus mesto*, etc.

Ceux des anciens qui supposaient au virus des propriétés acides, conseillaient des substances minérales basiques. C'est ainsi que Galien prescrivit la poudre d'écrevisses calcinées, aujourd'hui encore remplacée dans quelques régions par la poudre d'écailles d'huîtres !

Galien, en mettant successivement à l'épreuve la pierre d'aimant, la limaille de cuivre, les mercuriaux sous toutes les formes, fit un premier pas dans l'idée qu'on doit se faire d'un spécifique : modifier la constitution, substituer une diathèse à une autre (ce qu'on obtient par les altérants ou les reconstituants).

Comme spécifiques adoptés encore par quelques empiriques, nous ne citerons que le foie du chien enragé, prescrit par Pline le Naturaliste, les fientes d'assez nombreux animaux, la queue de musaraigne, le crâne de pendu, l'urine d'un jeune homme vierge, le sang menstruel de la femme.

Pendant le moyen âge, Rhazès, Jean Damascène, Baccius, etc., vantèrent l'usage des cantharides, aujourd'hui encore remplacées par les meloë, le *mylabris bimaculata*, la cétoine dorée, qui n'ont de remarquable que leurs brillants élytres et ne produisent que des effets passagers.

A l'époque de la renaissance des lettres et des sciences en Europe, les mercuriaux conseillés par Galien furent réhabilités, d'abord dans l'intention erronée de détruire le virus rabique, et plus tard, dans l'intention de l'expulser du corps. C'est ainsi que Desault, attribuant la rage à la présence de petits vers dans la bave des individus enragés, prescrivait le mercure à l'intérieur et en frictions, comme le plus puissant des insecticides.

Sauvages, voyant de l'analogie entre le virus rabique et le virus syphilitique, pensait que le mercure guérissant la syphilis, devait guérir aussi, ou au moins prévenir la rage : il l'administrait pendant longtemps *intùs et extrà*, jusqu'à salivation complète, afin, disait-il, d'empêcher les mucosités de la bouche et du gosier de croupir dans ce *couloir*, et d'y développer une inflammation par l'action du virus sécrété. Ehrmann, de Strasbourg, en 1778, publia un grand nombre d'observations de cas de rage guéris par la salivation mercurielle, pendant que Baudot, de Lassonne, Portal, etc., regardaient la salivation comme inutile, et Bonnel, comme dangereuse.

En 1783, Leroux vint affirmer, dans une savante dissertation sur la rage, qu'aucun des exemples cités de guérison de cette maladie par le mercure ne saurait soutenir l'examen.

En 1787, Enaux et Chaussier ne se contentent pas de rejeter comme inutiles les frictions mercurielles, dont ils ont reconnu l'insuffisance, ils vont jusqu'à recommander de ne pas se servir de caustiques à base mercurielle pour cautériser les plaies.

En 1820, le docteur Marochetti, de Moscou, crut découvrir la cause de la rage confirmée dans des pustules qui devraient apparaître de chaque côté du frein de la langue, du troisième au neuvième jour après une morsure faite par un animal enragé. Ces pustules seraient constituées par l'accumulation de la salive dans les canaux excréteurs des glandes submaxillaires ; dans le but probable de leur donner de l'intérêt, il appela *lysses* ces pustules sublinguales. De là son traitement préservatif par la cautérisation des lysses et par l'usage interne d'une décoction de *genista tinctoria* (simple diurétique). Ce mode de traitement ne mérite aucune confiance, car, en admettant même que ces pustules existent dans tous les cas de rage communiquée (ce qui est loin d'être prouvé), on doit se demander si le virus peut sauter des morsures dans la bouche sans imprégner le sang et, par suite, toute l'économie de son influence délétère. Si Marochetti a réellement observé des pustules sous la langue pendant l'incubation, nous pensons que ce ne peut être que dans des cas de rage spontanée *incubante*,

et alors nous rapprochons ces derniers du fait de Théodore Zwinger (voir l'art. *Etiologie*), qui, en ouvrant une
tumeur à un chien, put préserver cet animal des accidents de la rage. En 1828, l'idée de vouloir détruire le
virus dans l'appareil circulatoire n'avait pas encore dis-
paru, puisque deux médecins, Semmola et Schœnberg,
proposèrent comme préservatif et curatif l'usage interne
du chlore, qui, essayé, n'eut aucun succès. (*Arch. génér.
de Médec.*, 1828.)

Morgagni avait recommandé l'usage interne des am-
moniacaux, mais dans un but plus rationnel ; il les administrait, l'eau de Luce principalement, comme sudo-
rifiques.

Que doit être le spécifique de la rage?

Si l'ammoniaque et le chlore, qui neutralisent le virus
rabique dans la bave qui le contient, ne peuvent plus le
neutraliser dans le torrent circulatoire, il est inutile de
rechercher un *spécifique* qui puisse remplir cette indication, puisque les plus efficaces échouent. Le mercure
ne détruit pas le virus syphilitique dans l'économie, il
ne fait que modifier la constitution. Il en est de même
pour l'écorce du Pérou, qui, par ses propriétés recons-
tituantes et anti-périodiques, ne fait que détruire les
effets des miasmes paludéens, sans agir sur ces derniers.

Recherchons donc le spécifique de la rage dans des
substances qui soient susceptibles de modifier profondément la constitution, et d'une manière durable. Si
nous le découvrons, ce spécifique s'appliquera aussi

bien à la rage spontanée qu'à la rage communiquée : il doit se trouver dans les substances qui produisent sur l'organisme un effet opposé à celui que déterminent les causes de la rage spontanée ; mais il faut un effet permanent, devenu constitutionnel.

Un médecin de Bordeaux, le docteur Thélèphe Desmartis, propose en ce moment d'inoculer le venin de la vipère (*vipera berus*), dans un but prophylactique contre la rage. Ce venin, qui, d'après notre honorable confrère, modifie profondément la constitution, doit être expérimenté sur le chien avant de l'être sur l'homme, parce que nous verrons plus loin que des essais de cette nature ne sont pas toujours inoffensifs, et que, d'ailleurs, ce venin a échoué contre la rage confirmée.

Pour la rage communiquée, nous n'aurions pas besoin d'un spécifique général, s'il était prouvé d'une manière incontestable que le virus reste confiné dans les morsures pendant tout le temps de l'incubation : le traitement local suffirait. Il y a donc là un point capital à élucider.

A l'approche de l'invasion, le traitement sudorifique nous paraît rationnel, comme moyen d'expulser le virus, par exemple celui dont le docteur Miroff garantissait le succès en 1839, et qui consiste dans des bains de vapeur et des décoctions de salsepareille et de gayac, en y joignant des frictions sur les plaies avec un onguent digestif de précipité rouge de mercure.

Opposons des moyens énergiques à la susceptibilité nerveuse, au nervosisme, en favorisant la nutrition ;

ces derniers, qui sont du ressort de l'hygiène, sont aussi utiles contre la rage que contre la chlorose et les autres maladies où le système nerveux est souffrant. Le traitement moral n'est pas moins indiqué que le traitement hygiénique, à en juger par les succès qu'on ne peut refuser aux amulettes, comme aux reliques de saint Hubert : son utilité ressort de la part que prennent les affections morales dans l'étiologie de la rage.

b) Traitement général symptomatique. Quand on se trouve en présence des symptômes de la rage, ceux de l'invasion ou ceux de l'hydrophobie, l'expérience prouve qu'on ne doit plus se préoccuper des spécifiques, mais attaquer énergiquement les symptômes, et chercher à prévenir les congestions qui seront la suite des accès convulsifs et bientôt la cause de la mort.

Dès le début de l'invasion, la saignée peut être utile, comme dans l'éclampsie, car en dégorgeant le système veineux, on diminue l'abord du sang au cerveau et l'on calme l'irritation nerveuse. L'utilité de la saignée a été constatée dès la plus haute antiquité, et cette pratique est encore conseillée de nos jours. Méad saignait à outrance. Poupart cite quelques exemples d'hydrophobie guéris par d'abondantes saignées. (*Hist. de l'académie des sciences*, 1699.) On rend par la saignée, disait Portal, les mouvements du cœur et des vaisseaux plus réguliers, et l'on diminue l'irritation du système nerveux, par l'affaiblissement des forces physiques et par la soustraction d'une certaine quantité du principe délétère.

Les évacuants sont indiqués dans les cas de constipation opiniâtre, mais uniquement pour combattre cet accident, qui favorise les stases sanguines. Dioscoride vantait l'ellébore ; Aëtius, la coloquinte. C'est aussi comme purgatif qu'agit le *cucumis abyssinica*, et nullement comme spécifique, ainsi que l'a prétendu M. Rochet d'Héricourt.

L'utilité des bains de surprise, reconnue par les anciens, par Celse entre autres, est incontestable, selon nous, dans la période convulsive. Les médecins grecs et arabes rapportent plusieurs cas de guérison d'hydrophobie obtenus par ce moyen. Les bains de surprise, dont l'action perturbatrice peut couper les accès, agissent contre les congestions du système nerveux, à la manière des douches froides dans la chorée et la plupart des névroses. Les douches ou les bains froids exercent une action sédative supérieure à celle des bains chauds, supérieure aussi à celle des injections d'eau dans les veines, pratiquées plusieurs fois à l'Hôtel-Dieu de Paris, sans succès autre qu'une diminution dans l'intensité des accès d'hydrophobie.

C'est aux douches froides jointes aux saignées, que nous rapportons un succès relaté par l'*Union médicale*, 1852, p. 360 : cas de rage déclarée, deux mois après une morsure faite par un chien enragé, et guéri par des saignées et des douches froides dirigées de deux mètres de hauteur sur la tête du malade, et sans interruption pendant douze heures consécutives.

L'*Union médicale*, 1854, p. 26, cite un cas de rage chez un enfant qui avait été mordu deux mois auparavant par un chien atteint de rage spontanée *incubante,* où l'eau froide employée en douches ne produisit que des effets sédatifs de peu de durée, parce que les affusions froides furent fréquemment interrompues, et l'enfant succomba à la rage.

Nous sommes loin de vouloir ériger en méthode la saignée, dans le traitement des convulsions hydrophobiques; la saignée est indiquée dans certains cas, et contre-indiquée dans d'autres, suivant l'état du sujet et la cause première des accès d'hydrophobie. Quant aux applications froides au niveau des centres nerveux, elles doivent trouver leur indication dans la généralité des cas.

La saignée répétée plusieurs fois, conjointement avec l'administration du calomel et de l'arséniate de soude, à doses réfractées, toutes les deux heures, paraît avoir réussi dans un cas d'hydrophobie rabique, au docteur Guisan, de Mézières (Suisse). (*Gaz. des hôpit.,* 1854, p. 126.)

Les applications de l'eau froide sur la tête, un vésicatoire à la nuque, l'administration du calomel et du tartre stibié, ont réussi dans plusieurs cas analogues au précédent, d'après l'assertion du docteur Pemberton. (*Gaz. des hôpitaux,* 1847, p. 212.)

Que pouvons-nous voir dans ces deux derniers traitements, sinon la *saignée,* les *douches froides* et les *évacuants?* Peut-être l'arséniate de soude mériterait-il quelque attention.

Parmi les médicaments qui agissent spécialement sur

7

le système nerveux, anti-spasmodiques et narcotiques, nous signalerons les inspirations d'*éther* et de *chloroforme*, qui ont toujours échoué, à côté du sulfate de zinc combiné aux narcotiques, qui paraît avoir réussi à M. Fiévée (*Considérations sur la rage*, 1824), et à M. Cavarré (*Gaz. des hôp.*, 1854).

Le sulfate de quinine uni à l'opium peut couper les accès à leur début, conjointement avec les saignées coup sur coup, témoin le cas d'hydrophobie rabique de M. Guillomon (*Union médicale*, 1852). Mais le sulfate de quinine, employé seul, échoue quand les accès sont bien établis, puisqu'on en a porté la dose jusqu'à 10 et 14 grammes en trente-deux heures, sans qu'il ait déterminé ni la surdité ni les autres accidents de l'intoxication quinique. Le docteur Fouilhoux dit avoir sauvé un malade qui avait déjà éprouvé cinq ou six accès d'hydrophobie rabique, par l'usage interne du *veratrum sabadilla* uni à l'*opium*, et par une abondante saignée. (*Bulletin de thérapeutique*, 1842.)

Enfin, M. Moreau, de Tours, signalait en 1852 le *haschisch* comme devant être essayé dans la rage confirmée, où il pourrait agir en substituant l'hydrophobie essentielle à l'hydrophobie rabique.

Nous terminerons en objectant, et en faisant observer que les phénomènes de substitution ou de neutralisation sont encore moins possibles dans la rage confirmée que dans la période d'incubation. En 1819, un médecin italien, Palazzini, voyant que les symptômes consécutifs aux morsures de la vipère se traduisent par la torpeur, les lipothymies, le sommeil, la léthargie, etc., tous phénomènes opposés à ceux que produit le virus rabique, Palazzini, disons-nous, eut l'idée d'inoculer ce venin à un malheureux hydrophobe de l'hôpital de Milan, et, comme résultat, la douleur de voir les deux principes concourir séparément à la mort de ce malade. Quelques années plus tard, un autre médecin italien, Crescenbeni, vit un homme mourir de la rage, deux mois après s'être fait lécher des chancres par un chien atteint seulement de rage spontanée *incubante*. Ce dernier fait prouve que le virus syphilitique ne peut neutraliser, même sur place, le virus rabique. Dans ces dernières années, l'inoculation du *curare* a prouvé une fois de plus que deux principes toxiques, quelque opposés que soient leurs effets, ne peuvent se substituer ou se neutraliser, quand la rage est confirmée par ses symptômes.

BESANÇON, IMPRIMERIE DE J. JACQUIN.